GU RATGEBER GESUNDHEIT

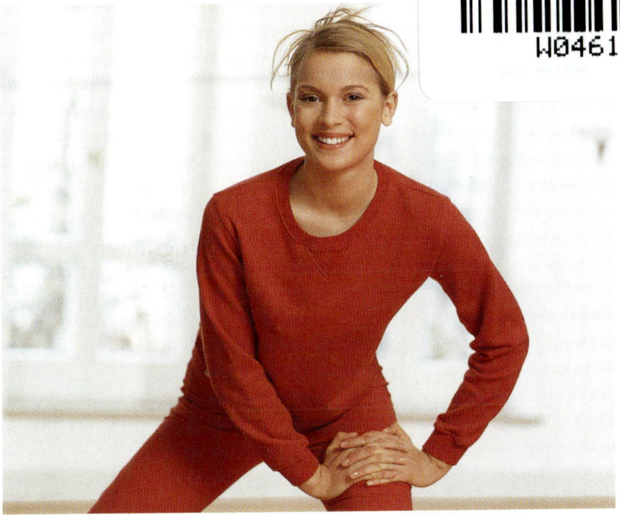

DR. MED. SIEGBERT TEMPELHOF

Gesunde Gelenke

schmerzfrei und beweglich

- Knochen stärken und Gelenke mobilisieren
- Arthrose vorbeugen und behandeln
- **EXTRA:** Das optimale Bewegungsprogramm

GU

Inhalt

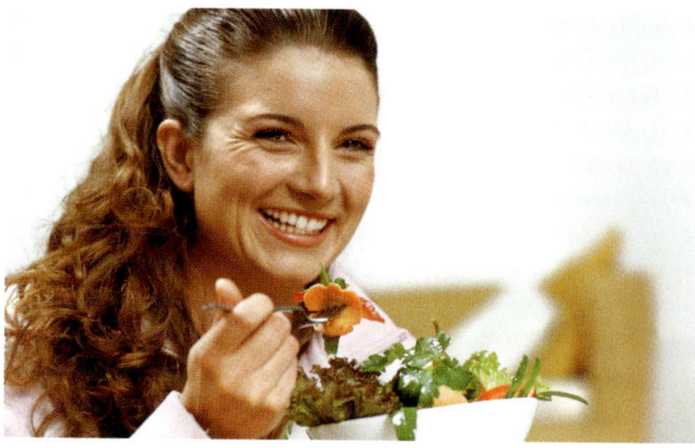

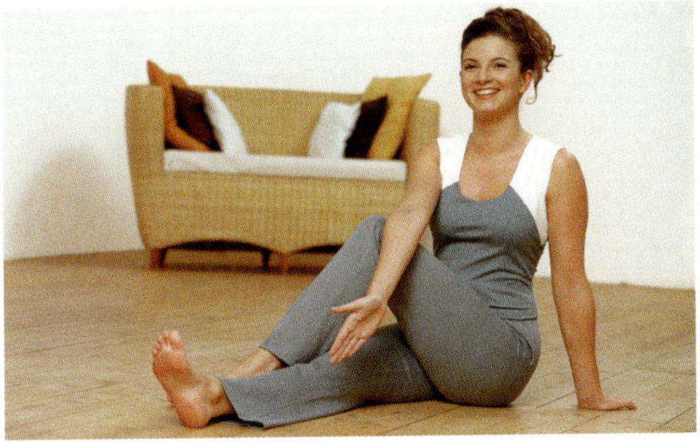

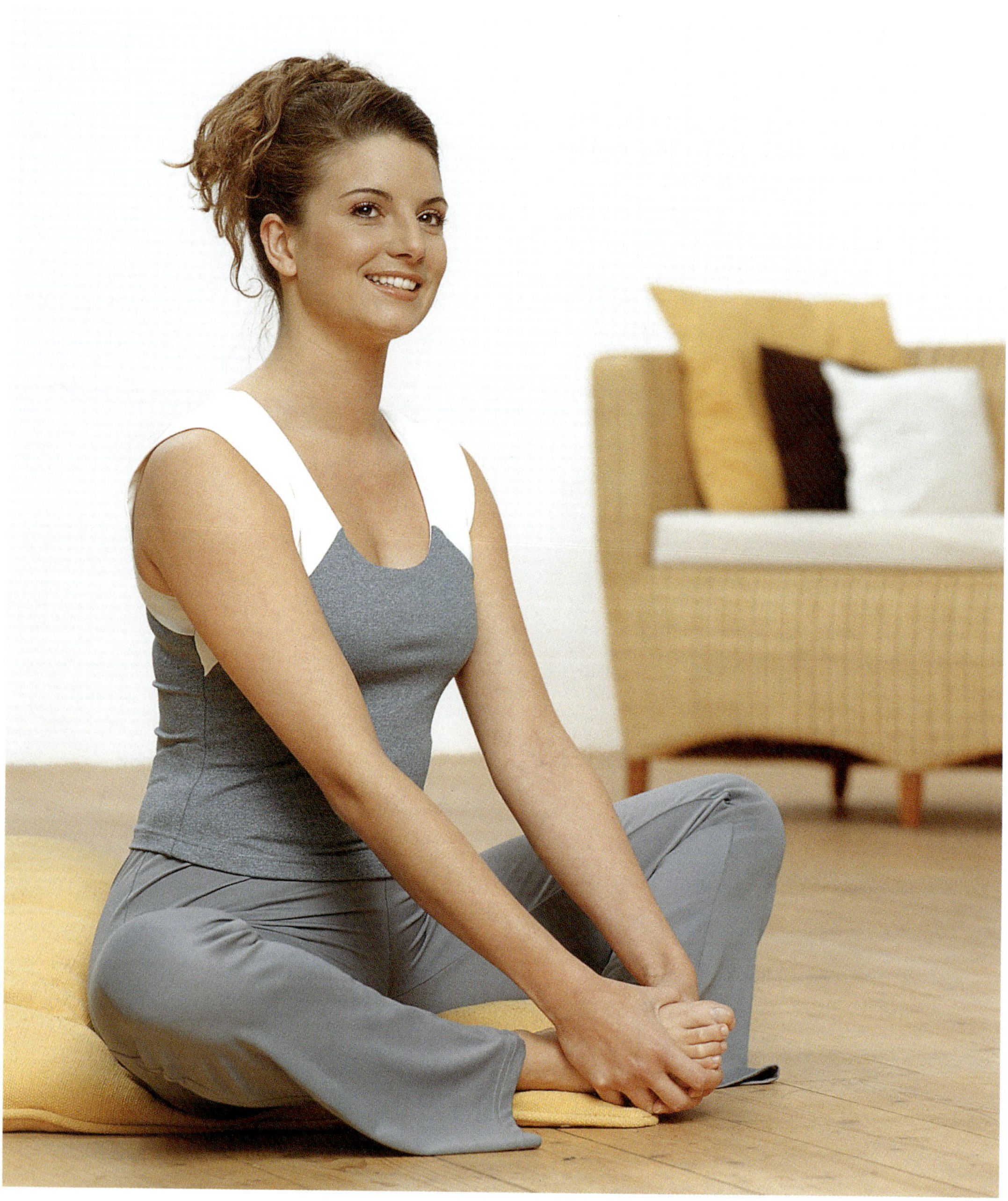

Ein Wort zuvor

Leben ist Bewegung.
Bewegung erfordert funktionstüchtige Gelenke. Im Laufe des Lebens kann die Funktionstüchtigkeit der Gelenke auf vielfältige Weise beeinträchtigt werden.
Durch Verletzungen oder Überbelastungen in Beruf oder Sport entstehen Schäden, die im weiteren Verlauf zu einem Verlust der Gelenkfunktion führen können. Entzündlich-rheumatische Erkrankungen wie die chronische Polyarthritis oder Stoffwechselerkrankungen wie die Gicht spielen sich unter anderem an den Gelenken ab und führen hier zu Zerstörungen und Funktionseinbußen.
Gelenke altern. Die Beweglichkeit lässt nach. Gelenke schmerzen. Die Mobilität des betroffenen Patienten geht zurück. Aktivitäten des täglichen Lebens sind eingeschränkt. Die Lebensqualität sinkt. Hinter dem Begriff »Gelenkverschleiß« steht das Krankheitsbild der Arthrose. Im Endzustand kann die Arthrose nur durch aufwändige Operationen wie den künstlichen Gelenkersatz beherrscht werden. Die Prävention dieses Alterungsprozesses ist für den Einzelnen, aber auch für die Gesellschaft wichtig.
Der Mensch ist so jung wie seine Gelenke. Aber wie hält man seine Gelenke jung?
Dr. med. Siegbert Tempelhof gibt in seinem Buch die Antworten auf diese Frage. Dr. Tempelhof war viele Jahre mit mir gemeinsam an der Orthopädischen Universitätsklinik in Homburg/Saar tätig und hat hier auch seine Anerkennung als Facharzt für Orthopädie erhalten. Er ist ein engagierter Arzt und interessierter Wissenschaftler. Er hat sich einer ganzheitlich orientierten Medizin zur Behandlung der Störungen des Bewegungsapparates verschrieben. Nach Ausbildung in den USA ist er ein international geschätzter Osteopath.
Das Buch ist ein gelungener Ratgeber, der allen Menschen, die ihre Gelenke jung halten möchten, eine kompetente und nachvollziehbare Orientierung gibt.

Prof. Dr. med. Stefan Rupp
Chefarzt der Orthopädie II
Klinikum Karlsbad-Langensteinbach

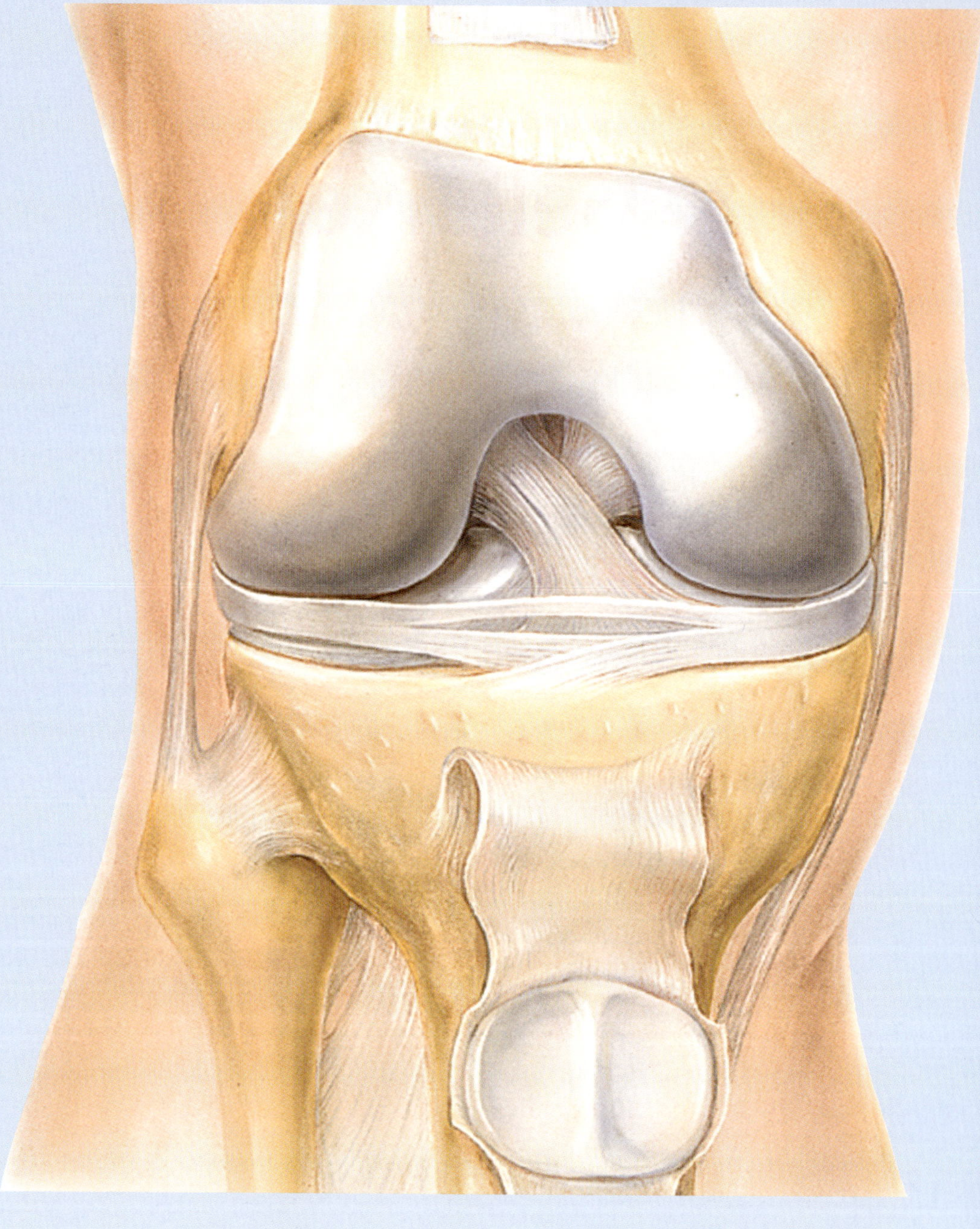

Ein Leben lang junge Gelenke

Knochen- und Gelenkerkrankungen spielen eine so große Rolle insbesondere in den westlichen Staaten, dass sie zu den Hauptgründen für häufige Arztbesuche und Krankenhausaufenthalte zählen. Die Kosten, die durch diese Erkrankungen entstehen, werden allein in Deutschland auf jährlich 25 Milliarden Euro geschätzt. Auf Grund ihrer ungeheuren Bedeutung wurde am 31. Januar 2000 von der Weltgesundheitsorganisation WHO die Dekade der Knochen- und Gelenkerkrankungen ausgerufen, um Diagnostik, Therapie und Forschung auf diesem Gebiet voranzutreiben. Das Jahr 2002 war dabei speziell das Jahr der Arthrose.

Bewegung ist Leben

Erkrankungen des Skelett- und Muskelsystems (der Haltungs- und Bewegungsorgane) sind meist nicht unmittelbar lebensbedrohend und stehen deswegen nicht so oft im Mittelpunkt des gesundheitlichen Interesses. Sie sind aber der Hauptgrund für Einschränkungen der Lebensqualität, für Behinderungen und chronische Schmerzzustände.

Arthrose – die häufigste Gelenkerkrankung

Hauptthema dieses Buches ist die Arthrose, denn sie stellt die mit Abstand häufigste Gelenkerkrankung dar. Im Gegensatz zu vielen anderen Gelenkerkrankungen kann man durch Verhaltensmaßnahmen und Vorbeugung degenerative Veränderungen (Abbauvorgänge) aufhalten und bis zu einem gewissen Grad therapieren. Jeder Mensch ist ab einem bestimmten Alter von solchen Abbauvorgängen betroffen, ein gewisser Arthroseprozess ist also als normal anzusehen (was für die anderen Gelenkerkrankungen nicht gilt). An für Arthrose typischen Gelenkbeschwerden leidet Umfragen zufolge jeder dritte Deutsche zwischen 18 und 80 Jahren. Die Arthrose gehört zu den fünf häufigsten Diagnosen, die in der Arztpraxis gestellt werden, und ist der zweithäufigste Grund für Krankschreibungen.
Weitere häufige Krankheiten, die die Gelenke betreffen, siehe Seite 10.

Der Körper – ein Bewegungsapparat

Der menschliche Körper ist von seiner gesamten biologischen Anlage und Konstruktion her auf Bewegung ausgerichtet. Darauf, dass wir unsere Umgebung aktiv erkunden und gestalten, dass wir neugierig auf die Welt zugehen und sie begreifen. Körperliche und geistige Beweglichkeit gehören also zusammen.
Das Kind kennt auch noch den jedem Menschen angeborenen, ungebremsten Bewegungsdrang, ja, die Lust auf Bewegung. Beobachten Sie einmal Kindergartenkinder, die sich auf einem Spielplatz tummeln. Oder eine Horde Schulkinder, die ungestüm und lärmend nach draußen rennen, in die Luft springen, vielleicht auch sofort kleine Rangeleien untereinander beginnen, nachdem sie stundenlang im Klassenraum sitzen mussten.

Bewegung wird gelernt und verlernt

Ein Kind kommt strampelnd auf die Welt, es lernt in rascher Abfolge, seinen Kopf zu heben und zu drehen, zu sitzen und zu krabbeln. Nach ungefähr einem Jahr kann es bereits laufen. Aber das alles reicht ihm noch nicht. Vielmehr erprobt es seine Geschicklichkeit beim Ballspiel, Balancieren, Klettern, Roller- und Radfahren.
Das gleiche Wesen, mittlerweile 40 Jahre alt (oder sogar jünger), sagt: »Ich müsste mehr Sport treiben«; »Ich sollte mal wieder schwimmen gehen«; »Ich werde mich öfter aufraffen, Gymnastik zu machen«.
Es scheint, dass wir Erwachsenen den natürlichen Bewegungsdrang des Kindes verlernt haben. Tatsächlich verbringen die meisten erwachsenen Menschen in der westlichen Welt den Tag überwiegend im Sitzen. Und nun tut sich ein Teufelskreis auf: Je weniger wir uns bewegen, desto schwerer fällt uns dies. Denn durch das mangelnde Training verlieren die Muskeln an Kraft, Sehnen verkürzen sich, die Gelenke werden steif. Viele Leute spüren zugleich eine nachlassende Leistungsfähigkeit der Gelenke, eine eventuelle Schmerzhaftigkeit bei Belastung, und unterliegen dann dem Irrtum, dass das Gelenk weiter geschont werden muss. Diese Schonung verläuft oft auch unbewusst und führt zu Fehlhaltungen und zur Schiefstellung ganzer Körperpartien.

Je weniger Bewegung, desto schwerer fällt sie

Der Körper will bewegt werden

Viele Menschen vergleichen den Körper gern mit einer Maschine, und hier wiederum oft mit einem Auto: Das Herz entspricht dem Motor, die Adern etwa den Benzinleitungen, die beweglichen Teile, wie das Gestänge der Kupplung oder die Radlager, werden gern mit den Gelenken gleichgesetzt.
Nichts ist jedoch falscher als das! Der Hauptunterschied: Maschinen verschleißen, insbesondere sind ihre beweglichen Teile die

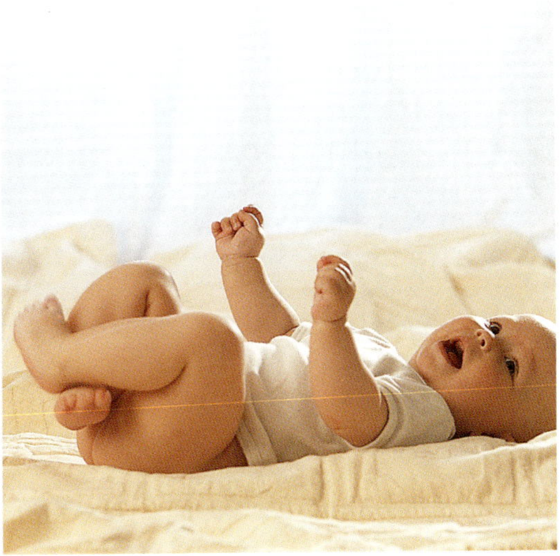

Das Baby hat noch den ungebremsten Bewegungsdrang.

Erkrankungen des Bindegewebes und der Gelenke (Auswahl)

Neben der Arthrose gibt es weitere Erkrankungen, die die Gelenke und das Bindegewebe betreffen, die aber in diesem Buch nicht weiter behandelt werden:

- **Rheumatoide Arthritis (Rheumatismus):** Die häufigste Autoimmunerkrankung (eine Erkrankung, bei der das Immunsystem »fälschlicherweise« das eigene Körpergewebe angreift) stellt das chronische Gelenkrheuma dar. Die Erkrankung entwickelt sich zumeist schleichend und beginnt oft an den Gelenken der Finger. Die betroffenen Gelenke schwellen an, schmerzen und können nur noch schwer bewegt werden. Am Ende können schwere Gelenkmissbildungen auftreten. Rheuma ist eine echte Volkskrankheit, in Deutschland geht die Zahl der Betroffenen in die Millionen. Frauen leiden ca. dreimal häufiger an der Polyarthritis als Männer.
- **Osteoporose:** Knochen wird regelmäßig umgebaut, d. h. alter Knochen ab- und neuer Knochen aufgebaut (siehe Seite 27). Etwa ab dem 40. Lebensjahr überwiegt der Abbau. Übersteigt er ein bestimmtes Maß, liegt eine Erkrankung vor – die Osteoporose. Frauen haben im Allgemeinen ein höheres Osteoporoserisiko. In Deutschland leiden ca. vier bis sechs Millionen Menschen an Osteoporose.
- **Fibromyalgie:** Dabei handelt es sich um generalisierte Schmerzen der Skelettmuskulatur mit bestimmten, auf Druck schmerzhaften Punkten. An weiteren Symptomen lassen sich Erschöpfung, Durchschlafprobleme, Kopfschmerzen, Verdauungsprobleme und steife Gelenke am Morgen ausmachen. Die Ursache liegt im Dunkeln. Besonders Frauen im Alter von 30 bis 60 sind betroffen. Man geht von mindestens zwei Millionen Betroffenen aus, die Tendenz ist eindeutig steigend.
- **Wirbelsäulendegeneration:** Die degenerativen Schmerzsyndrome der Wirbelsäule lassen sich nur schlecht in ein einheitliches Bild mit den übrigen (peripheren) Gelenken bringen. Mindestens 80 Prozent der Bevölkerung vom Kind bis zum Greis hatten bereits Rückenschmerzen. Frauen haben an allen Wirbelsäulenabschnitten, besonders aber an der Halswirbelsäule, häufiger Beschwerden als Männer. Eine Häufung von Rückenschmerzzuständen zeigt sich im 30. bis 50. Lebensjahr. Bekannt ist die Bandscheibendegeneration, die zum Bandscheibenvorfall führen kann. Arthrotische Erscheinungen können neben den kleinen Wirbelgelenken eine Vielzahl von Wirbelknochenstrukturen betreffen, die allerdings nicht unbedingt auch mit Schmerzen einhergehen müssen. Das Phänomen Wirbelsäulenschmerz konnte bislang noch nicht aufgeklärt werden. Muskelschmerzen, Muskelkraftdefizite, schmerzhafte Punkte (so genannte Triggerpunkte), Instabilitäten, Reizungen an Bändern, hormonelle und enzymatische Vorgänge, psycho-emotionale Konflikte, Ängste können neben Verschleißerscheinungen der Bandscheiben, Wirbelknochen und Bänder der Auslöser sein.

Auch wenn viele der in diesem Buch beschriebenen Vorgänge, Therapien und Vorbeugemaßnahmen die Wirbelsäule als bindegewebiges Organ ebenso betreffen, werden wir die Wirbelsäule hier nur am Rande erwähnen und den Schwerpunkt auf die Gelenke an Armen und Beinen legen. Die Wirbelsäule als komplexes Ganzes würde ein eigenes Buch in Anspruch nehmen. Schmerzentstehung und Schmerzverarbeitung der peripheren Gelenke und Wirbelsäule sind nicht miteinander zu vergleichen.

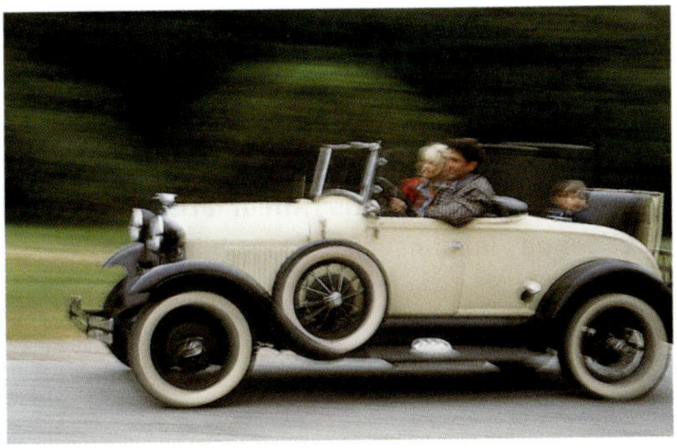

Schwachstellen. Irgendwann sind bei jedem Auto die Radlager oder das Getriebe kaputt, und dies geht umso schneller, je mehr mit dem Wagen gefahren wird. Hingegen könnte man einen Wagen in einer gut gelüfteten Garage stehen lassen, ihn nur hin und wieder neu schmieren und ihn dann nach 20 Jahren wieder benutzen – er wäre immer noch wie neu.
Bei unserem Körper verhält es sich genau umgekehrt: Er »verschleißt«, baut ab und wird schlaff, wenn wir ihn nicht bewegen. Dies trifft insbesondere auf die Gelenke zu. Sie sind so konstruiert, dass sie umso besser funktionieren, je mehr wir sie benutzen. Wobei es natürlich darauf ankommt, dass unsere Bewegungen richtig dosiert werden und harmonisch und fließend ablaufen.

Wenig bewegt, bleibt ein Auto wie neu – im Gegensatz zu Gelenken.

Gelenke – Wunderwerke der Natur

Das Skelett eines erwachsenen Menschen besteht im Durchschnitt aus 234 Knochen, die meist durch Gelenke miteinander verbunden sind. Ein Gelenk ist eine bewegliche Verbindung zwischen zwei festen Elementen. Der Mensch verfügt über mehr als 100 Gelenke. Neben Gelenken gibt es noch andere Verbindungen zwischen Skelettteilen, die elastisch sind, aber nicht direkt bewegt werden können, wie die Bandscheiben, die die einzelnen Wirbelkörper miteinander verbinden, oder feste Verbindungen über straffe Bänder. Man unterscheidet deshalb auch vereinfacht zwischen »echten« und »unechten« Gelenken.

Über 100 Gelenke, aber alle ähnlich aufgebaut

Wie ein Gelenk aufgebaut ist

Alle echten Gelenke haben einen ähnlichen Aufbau: Eine Gelenkkapsel umhüllt die Knochenenden, die miteinander verbunden werden sollen. Sie ist mit Gelenkflüssigkeit gefüllt. Bänder verleihen der Konstruktion Stabilität, Sehnen sorgen für die Verbindung zur Muskulatur.
Die Feinkonstruktion des Gelenks bestimmt darüber, in welche Richtungen eine Bewegung ermöglicht wird. So können wir etwa den Dau-

So viele Knochen besitzt der Mensch im Durchschnitt

• Schädel	29
• Wirbelsäule	26
• Rippen, Brustbein, Brustgürtel	53
• Arme und Hände	60
• Becken	6
• Beine und Füße	60

Die Anzahl kann auf Grund relativ häufiger Anomalien individuell schwanken.

men und unsere Finger kreisen lassen, während wir die einzelnen Fingerglieder nur beugen können. Die Finger bleiben damit in der Ebene stabil, was uns erst ein gezieltes und kräftiges Greifen ermöglicht.
Wird ein Gelenk bewegt, so muss Kraft darauf einwirken. Es ist also einer Druck- und Zugwirkung ausgesetzt, die die Muskeln auf die Knochen ausüben. Befindet sich das Gelenk zudem in tragenden Strukturen, wie dies z. B. beim Hüft- und Kniegelenk der Fall ist, so erhöht sich der Druck, der schon normalerweise durch unser Gewicht auf dem Gelenk lastet, um ein Vielfaches.
Gelenke müssen äußerst vielfältigen Beanspruchungen gerecht werden. Zudem sollen sie natürlich auch ein Leben lang ihre Funktionstüchtigkeit behalten, also gesund bleiben. Im Folgenden erfahren Sie, was alles am Aufbau eines Gelenks beteiligt ist.

Die Gelenkkapsel – schützende Hülle

Die Gelenkkapsel sieht von außen aus wie eine dünne, weiß glänzende Hülle, die das Gelenk wie eine Manschette umgibt. Sie ist eine Verlängerung der Knochenhaut. Neben dem Schutz des inneren Gelenkraums ist sie für die Produktion der Gelenkflüssigkeit, die das Gelenk schmiert, verantwortlich. Die Gelenkkapsel besteht aus zwei Schichten: Außen liegt straffes, festes Bindegewebe (die Membrana fibrosa) aus kreuz und quer verlaufenden Kollagenfasern. Innen befindet sich eine Schicht von lockerem Bindegewebe, die Membrana synovalis genannt wird. Die Zellen dieser inneren Schicht produzieren die Synovialflüssigkeit, die für die Schmierung des Gelenks und die Ernährung des Gelenkknorpels wichtig ist. Die innere Schicht der Gelenkkapsel ist von vielen feinen Blut- und Lymphgefäßen sowie Nervenenden durchzogen. Die vielen Nervenzellen haben hier die besondere Aufgabe, das Gehirn über die Stellung und die aktuelle Belastung des Gelenks zu informieren. Die Gelenkkapsel ist sehr schmerzempfindlich, um das Gelenk vor einer Überbelastung (z. B. Überdrehung) zu schützen.

Gelenkkapsel – Produktionsort der Gelenkschmiere

Gelenkflüssigkeit – das »Schmieröl«

Jedes Gelenk muss geschmiert werden. Sie kennen das aus dem Alltag: Türen mit Scharnieren, die nicht geölt werden, gehen schwer und irgendwann gar nicht mehr auf oder zu. Die Schmiere verhindert, dass die festen Teile der gelenkigen Verbindung direkt aneinander stoßen und sich durch Reibung abnutzen.
Die Gelenkschmiere, Synovia genannt, ist eine klare, bernsteinfarbene, schleimhaltige Flüssigkeit, die das Gelenk als sehr dünner Film auskleidet. Ihre Aufgaben bestehen darin, die Reibung an den Gelenkflächen zu vermindern, Gelenkbelastungen abzudämpfen, den Gelenkknorpel feucht zu halten und ihn zu ernähren. Lediglich wenige Milliliter genügen zur Erfüllung dieser Funktionen; das Kniegelenk als größtes Gelenk enthält drei bis vier Milliliter Synovia. Die Gelenkflüssigkeit besteht zu 60 bis 80 Prozent aus Zuckerverbindungen, zumeist Hyaluronsäure, die der Flüssigkeit eine hohe Zähigkeit (Viskosität) und Elastizität verleiht. Hyaluronsäure kann sehr gut Wasser binden und verhindert das Eindringen infektiöser Keime. Die Gelenkflüssigkeit wird von der Gelenkinnenhaut vermehrt produziert, wenn das Gelenk bewegt wird – hier erweist sich die Natur als sehr rationeller Wirtschafter. Zudem wird die Synovia bei Bewegung des Gelenks dünnflüssiger.

Der Gelenkknorpel

Der Gelenkknorpel (ein hyaliner Knorpel, siehe Seite 25) ist ein glattes, nach Abschluss des Wachstums gefäßloses Gewebe, das die Enden der in das Gelenk hineinragenden Knochen überzieht. Diese Knorpelschicht ist relativ dünn und beträgt einen bis weni-

Aufbau eines Gelenks

Die Knorpelschicht (1) überzieht schützend die Knochenenden; die Gelenkkapsel (2) und die Bänder halten das Gelenk zusammen. Schleimbeutel (3) mindern die Reibung von Sehnen und Muskeln am Knochen.

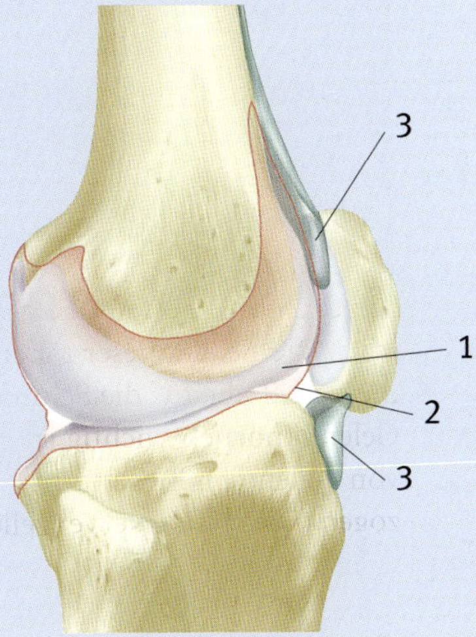

ge Millimeter. Bei sehr großer Beanspruchung, etwa an der Kniescheibe, kann die Knorpelschicht bis zu acht Millimeter Dicke aufweisen. Im Gelenk vermindert der Knorpel durch seine sehr glatte Oberfläche die Reibung, die auftritt, wenn sich die Knochenenden gegeneinander bewegen. Zudem wirkt er wie ein schützendes Polster, das bei Bewegungsdruck zusammengepresst wird und sich bei Entlastung wieder auffüllt. Da Knorpel über kein eigenes Gefäßsystem verfügt, ist der Bewegungsdruck für seine Ernährung und Entschlackung unverzichtbar. Man spricht auch von einer »Knorpelpumpe«. Diese sorgt für die optimale Verteilung der Gelenkschmiere. Im Ruhezustand ist der Knorpel damit vollgesogen. Unter Belastung wird sie nun aus dem Knorpelinneren genau in den Gelenkspalt, also dorthin, wo der Druck am höchsten und sie am notwendigsten ist, herausgepresst. Bei Mangel an Gelenkschmiere »trocknet« der Knorpel aus und verliert an Elastizität.

Knorpelpumpe: optimale Verteilung der Gelenkschmiere

Die Bänder als Stabilisatoren

Die Bänder (Ligamente) bestehen aus straffem Bindegewebe, d. h. überwiegend aus Kollagenfasern. Sie stabilisieren das Gelenk mechanisch und halten es in einer bestimmten Bewegungsrichtung. Die Bänder können sich innerhalb eines Gelenks befinden (z. B. die Kreuzbänder im Kniegelenk) oder der Gelenkkapsel als Verstärkungsbänder zu-

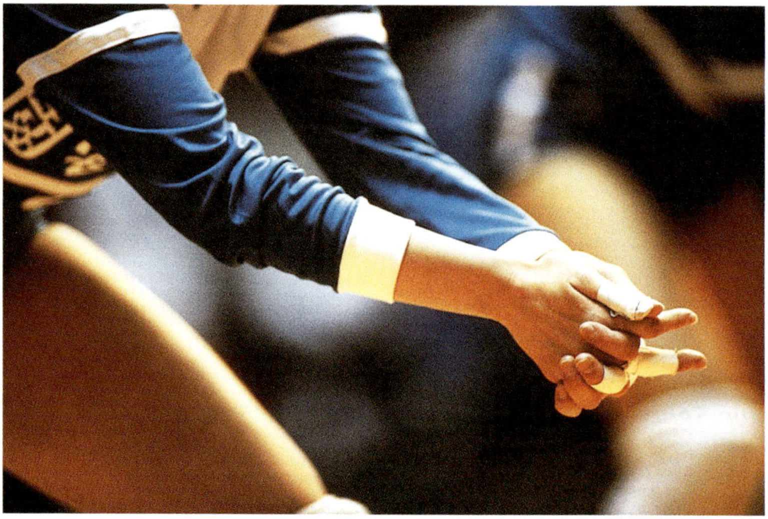

Volleyball beansprucht Bänder und Gelenkkapseln der Hand.

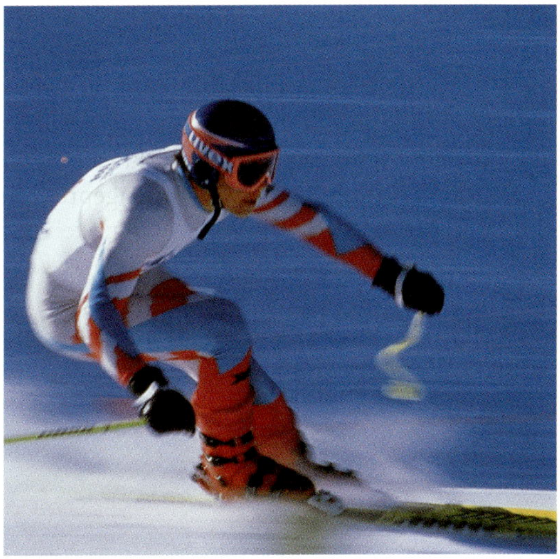

sätzliche mechanische Führung, Hemmung und Stabilität verleihen. Andere Bänder befinden sich außerhalb des eigentlichen Gelenks und dienen ebenfalls der Stabilisierung, Führung und Beschränkung einer Gelenkbewegung. Sie verlaufen längs der Gelenkkapsel, oft auch kreuzweise. Wer regelmäßig den Sportteil der Zeitung liest, trifft beim Thema Verletzungen besonders häufig auf Bänderprobleme am Knie, etwa von Fußballern. Solche Verletzungen treten auf, wenn das Knie unter starker Krafteinwirkung extrem seitlich verdreht wird. Wird ein Gelenk für längere Zeit ruhig gestellt, verkürzen sich die Bindegewebsfasern in den Bändern. Die Beweglichkeit des Gelenks wird dadurch stark eingeschränkt.

Skifahrer haben häufig Probleme mit Kreuz-, Innen- oder Außenbandrissen.

Bänder – unterschätzte Regulatoren

Lange Zeit hat man den Bändern nur die Funktion der beschriebenen mechanischen Stabilisierung zugeordnet. Inzwischen weiß man, dass sie die großen Kräfte, die etwa bei einem Knöchelumknicktrauma auftreten, gar nicht allein abfangen können. Der Körper hat ein kompliziertes Empfangs- und Meldesystem in Form von Rezeptoren aufgebaut. So sind in der Gelenkkapsel und vor allem in den Fasern der Bänder Rezeptoren enthalten, die reflektorisch die stabilisierende Muskulatur anspannen lassen. Auf diese Weise bildet sich je nach Belastungssituation eine dynamische Gelenkstabilisierung. Da diese Reflexe zum Großteil motorischen Programmen entsprechen, sind sie in hohem Maß trainierbar. Das bedeutet, dass die Gelenkstabilisierung sehr gut durch Training verbessert werden kann.

Die Sehnen – das stärkste Gewebe im Körper

Die Sehnen sorgen für die Verbindung zwischen unseren Muskeln und den Knochen. Sie sind zuständig dafür, dass die Energie, die im Muskel durch Kontraktion erzeugt wird, sich auf den Knochen überträgt und die Gelenke in Bewegung setzt. Die Sehnen sind das stärkste Gewebe in unserem Körper. Sie halten Belastungen aus, die ein Stahlseil zum Reißen bringen würden. Dabei sind sie im Vergleich zu den Bändern und zur Gelenkkapsel relativ wenig elastisch.

Sehnen: reißfester als Stahl

Besondere Beanspruchungen müssen die Enden der Sehnen aushalten. Dort, wo sie am Knochen anhaften, treten Spannungen auf, die drei- bis viermal höher sind als im Rest der Sehne. Um sie an dieser Stelle vor Reibung am Knochen zu schützen, sind sie von einer Sehnenscheide umhüllt. Im Inneren der Sehnenscheide befindet sich eine ähnliche Substanz wie die Gelenkschmiere. Diese sorgt dafür, dass sich die Sehne relativ reibungsarm bewegen kann. Bei einseitiger langer Fehlbelastung kann sich eine Sehnenscheide schmerzhaft entzünden; am bekanntesten ist hier der Tennisellenbogen.

Um stark und kräftig zu sein, brauchen auch die Sehnen Bewegung. Der Bewegungsreiz führt nämlich dazu, dass in der Sehne der Anteil an den belastbaren Kollagenfasern zunimmt. Am besten ist hierfür ein moderates Ausdauertraining geeignet – wie Schwimmen, Laufen und regelmäßige Gymnastik. Wenn Sie sich zum Beispiel ein Bein brechen und dieses durch einen Gips ruhig gestellt werden muss, verlieren die Sehnen in diesem Bereich innerhalb weniger Wochen bis zu 80 Prozent ihrer Belastbarkeit.

Folgen häufigen Tennisspielens sind entzündete Sehnenscheiden.

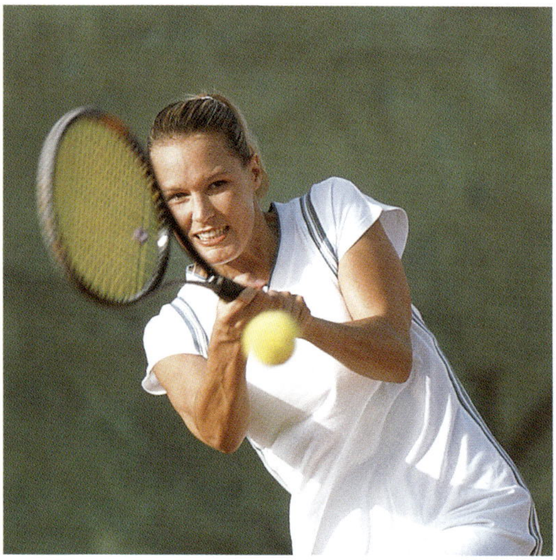

Die Schleimbeutel – Druckpolster der Gelenke

Gelenke, die einer großen Belastung ausgesetzt sind, sind zusätzlich durch Schleimbeutel geschützt. Es handelt sich hierbei um mit Gelenkflüssigkeit gefüllte Bindegewebsbeutel, die wie ein Wasserkissen Druck auffangen und gleichmäßig im Gelenk verteilen. Schleimbeutel befinden sich vor allem dort, wo Muskeln und Sehnen unmittelbar am Knochen aufliegen, z. B. am Knie und am Ellenbogen.

Die Muskeln – Gelenkmotor und Gelenkstütze

Nicht zuletzt gehören zu den Gelenken im weiteren Sinn auch die Muskeln. Sie liefern die Kraft und Energie, um Bewegung in Gang zu setzen und auszuführen.
Trotz intensiver Forschung weiß man bis heute nicht genau, welche Muskeln in welcher Stärke angespannt werden, um ein Gelenk zu bewegen. Sicher ist, dass das Gelenk nicht maximal entlastet wird, sondern eine Steuerung der Muskulatur einsetzt, die eine möglichst effektive Umsetzung der Bewegung ermöglicht. Daraus folgt, dass ein Gelenk natürlicherweise nicht für minimale Belastungen, sondern für große Belastungen konstruiert ist. Nur regelmäßige Bewegungen halten ein Gelenk funktionsfähig.

Je mehr Training, desto kräftiger die Muskeln

Dass kräftige Muskeln von Vorteil sind, wenn wir uns bewegen, liegt auf der Hand. Es gehört sicherlich auch zum Allgemeinwissen, dass Muskeln kräftiger werden, wenn sie benutzt, also trainiert werden, und dass sie an Kraft verlieren, wenn wir sie nicht bewegen. Dass die Muskulatur aber auch eine wichtige Funktion für die Stabilität der Gelenke hat, machen wir uns nicht so oft bewusst. Die Muskeln schützen die Gelenke, indem sie Kräfte, die auf das Gelenk einwirken, abpuffern und ausbremsen. Wenn Sie zum Beispiel mit dem Fuß umknicken, spannen sich die Muskeln an und verhindern, dass die Bänder überdehnt werden oder gar einreißen.

Bindegewebe – wichtigstes Strukturelement der Gelenke

Gesundes Bindegewebe, gesunde Gelenke

Was haben die Gelenke mit dem Bindegewebe zu tun? Ganz einfach: Alle wichtigen Teile der Gelenke bestehen aus Bindegewebe unterschiedlicher Festigkeit und Elastizität. Durch Bindegewebe sind die Gelenke darüber hinaus in den Körper eingebettet und mit allen anderen Körperregionen verbunden.
Die Gesundheit unserer Gelenke ist somit entscheidend von der Vitalität und Gesundheit unseres Bindegewebes abhängig. Deshalb ist das Bindegewebe in letzter Zeit vermehrt in den Blickpunkt wissenschaftlicher Forschungen gerückt. Es ist ein eigenes Organ- und Funktionssystem, das den ganzen Organismus steuert. Gelenkschäden und vorzeitige Gelenkalterung können mit Hilfe der Erkenntnisse aus der Bindegewebsforschung verhindert oder verzögert werden.
Aber was ist das Bindegewebe überhaupt?

Bindegewebe – der Schlüssel zu unserer Gesundheit

Das Bindegewebe bildet das größte Organ- oder Funktionssystem unseres Körpers. Es umhüllt schützend die Organe und ist verantwortlich für ihre Versorgung mit Nährstoffen. Bestimmte Teile des Bindegewebes übernehmen Aufgaben des körpereigenen Immunsystems, andere spielen eine zentrale Rolle bei der Weiterleitung von Reizen im Nervensystem. Alle Veränderungen im Organismus, also auch in unseren Gelenken, wie Wachstum, Gesundheit, aber auch Alterung und Krankheit, gehen letztlich vom Bindegewebe aus und finden dort statt.

Alle Veränderungen im Organismus finden im Bindegewebe statt

Bindegewebe – das verbindende Gewebe

Das Bindegewebe verbindet jede Zelle mit allen anderen 100 Billionen Körperzellen. Zudem bestehen alle Teile des Körpers, in denen etwas transportiert wird, wie Arterien, Venen, Kapillaren, Lymphgefäße und Nervenbahnen, selbst aus Bindegewebe und sind wiederum in Bindegewebe eingebettet und über das Bindegewebe an Organe angeschlossen. Das Bindegewebe beeinflusst Art und Weise des Transports der Sauerstoffmoleküle, der Nährstoffe und der körpereigenen Botenstoffe. Darüber hinaus ist das Bindegewebe selbst ein eminent wichtiger Träger von elektromagnetischer und elektrochemischer Information (siehe Seite 23). Reagiert eine bindegewebige Struktur auf einen bestimmten Reiz (z. B. bedingt durch eine Entzündung), so können auch andere bindegewebige Strukturen (etwa ein Gelenk) mitreagieren.

Zellen und Grundsubstanz – Bausysteme des Körpers

Man kann den Körper, grob gesagt, in zwei unterschiedliche Bausysteme einteilen, und zwar in die Zellen und in die Grundsubstanz, in der die Zellen eingebettet sind.

- Die Grundsubstanz ist Teil des Bindegewebes. Auch wenn das Bindegewebe in verschiedenen Zustandsformen auftreten kann, z. B. als lockeres Füllgewebe, aber auch als Knorpel, Knochen oder sogar Zähne, so liegt dennoch eine einheitliche Grundsubstanz vor, die allen

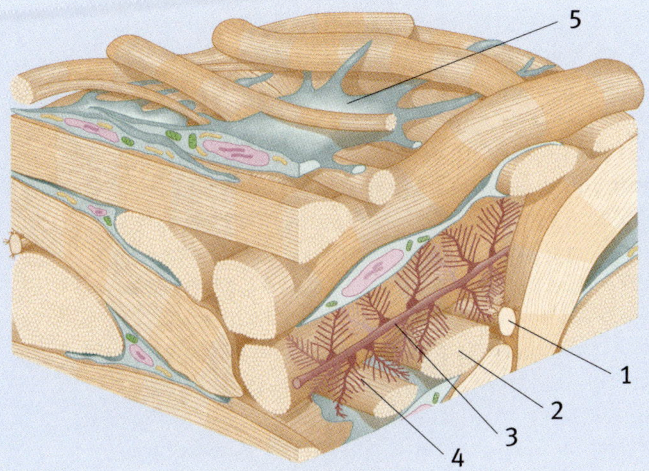

Aufbau des Bindegewebes

Zur Grundsubstanz gehören neben elastischen (1) und kollagenen (2) Fasern auch die Eiweiß-Zucker-Verbindungen, fadenförmige Hyaluronsäureketten (3), an denen Glykosaminoglykanketten (4) angelagert sind. Fibrozyten/Fibroblasten (5) sind die Produktionsstellen des Bindegewebes.

bindegewebigen Systemen gemeinsam ist. Die Grundsubstanz wird auch als Matrix bezeichnet; Zellen, die ausschließlich im Bindegewebe vorkommen, werden extrazelluläre Matrix genannt.

- Was die Zellen betrifft, so gilt es zu unterscheiden zwischen Organzellen, die nicht dem Bindegewebe zugerechnet werden, und Zellen, die ausschließlich im Bindegewebe vorkommen. Letztere bilden keinen Gewebeverband, sondern jeweils eigenständige Einheiten.

Die Zellen des Bindegewebes

Bei den Zellen des Bindegewebes unterscheidet man zwischen ortsansässigen (fixen) und mobilen (freien) Zellen.

- Die mobilen Zellen wandern zwischen dem Bindegewebe und anderen Geweben hin und her. Sie dienen hauptsächlich dem Immunsystem, so z. B. den weißen Blutkörperchen (Leukozyten), den Plasmazellen und den Makrophagen. Auch Heparin und Histamin, die aus den Mastzellen freigesetzt werden, sind hier zu nennen.
- Die spezifischen ortsansässigen Zellen des Bindegewebes werden auch als Fibroblasten bezeichnet. Sie sind Vorstufen der Bindegewebszellen (Fibrozyten), deren Aufgabe allgemein gesagt die Bildung von Bindegewebe oder noch allgemeiner von Faserzellen ist. Daneben gibt es noch Knorpelzellen (Chondroblasten), Knochenzellen (Osteoblasten),

Zahnbeinzellen (Odontoblasten) sowie die Zellen des Abwehrsystems (Retikulumzellen). Die Chondrozyten und Osteozyten bilden innerhalb des Bindegewebes das Stützgerüst aus Knorpel und Knochen.

Die Grundsubstanz

Grundsubstanz: Transportmedium für Nährstoffe und Sauerstoff

Sie wurde lange Zeit von der medizinischen Forschung zu wenig beachtet. Inzwischen weiß man jedoch, dass sie als Transportmittel für Sauerstoff und Nährstoffe eine ausgesprochen wichtige Rolle spielt. Die Grundsubstanz bildet eine Art »Sieb« – man spricht auch von Molekularsieb –, über das Sauerstoff und Nährstoffe von den Kapillaren zu den einzelnen Zellen gelangen und zugleich die Abfallprodukte über die Kapillaren und Lymphgefäße abtransportiert werden. Ankommende Nervenimpulse vom zentralen Nervensystem werden über die Grundsubstanz weitergeleitet, die auf das Bindegewebe ausgeübten Reize werden in das zentrale Nervensystem gemeldet. Ebenso zeichnet die Grundsubstanz für die Übermittlung von elektromagnetischen und elektrochemischen Impulsen verantwortlich.

Regulation und Steuerung aller Körperprozesse

Das Bindegewebe prägt den Körper

Heute weiß man, dass unser Körper im Wesentlichen von der Beschaffenheit des Bindegewebes geprägt ist. Dabei sorgt die Grundsubstanz nicht nur für die Ernährung und Entsorgung der Zellen, sondern auch für Entzündungsreaktionen als Abwehrmaßnahme gegen äußere und innere Krankheitsfaktoren. Sie bildet also die Basis, auf der sich erst die anderen Lebensfunktionen entwickeln können.
Die Grundsubstanz, die den gesamten Körper durchzieht, kann zum einen auf Reize in einem eng umgrenzten Gebiet reagieren – etwa wenn sich nach einem Stoß Wasser und Blut im Gewebe sammelt und ein »blauer Fleck« entsteht. Andererseits kann sie auch weiter entfernt liegende Orte mit in die Reaktion einbeziehen oder den gesamten Organismus mitreagieren lassen. Damit wird verständlich, dass der Ort des Reizes und die Antwort des Gewebes z. B. in Form von Schmerz oder Gewebeveränderungen oft weit auseinander liegen können.

Die Bestandteile der Grundsubstanz

- **Eiweiß-Zucker-Verbindungen** (Proteoglykane und Glykosaminoglykane): Sie werden oft auch als die eigentliche Grundsubstanz bezeichnet, weil sie die Grundlage für die vielfältigen Funktionen des

Bindegewebes bilden. Ihre Gestalt wird oft mit der einer Bürste verglichen, wobei der »Stiel« aus Eiweißketten und Verbindungseiweißen besteht. Die Proteoglykane und Glykosaminoglykane lagern sich an lange, fadenförmige Hyaluronsäureketten an. Alle Eiweiß-Zucker-Verbindungen, vor allem die Hyaluronsäure, binden sich an Wasser.

- **Kollagene Fasern:** Sie sind die im menschlichen Körper am häufigsten vorkommenden Fasern. Übersetzt bedeutet Kollagen »Leim bildend«. Durch diese klebrige Kittsubstanz können die einzelnen Fasern einen festen Gewebeverband bilden. Kollagenfasern kommen vor allem in der Haut und in den Knochen vor. Sie können besonders gut durch Zug beansprucht werden und besitzen eine höhere Zugfestigkeit als Stahl! Bei einer Überbelastung kann es jedoch zu einer irreversiblen Dehnung kommen. Die Fasern verlängern sich dann bleibend.

Kollagen – Kitt fürs Gewebe

- **Elastinfasern:** Sie sind besonders elastisch und sorgen z. B. dafür, dass sich eine Delle in der Haut, etwa durch Druck mit dem Finger, alsbald wieder glatt zieht. Elastinfasern können sich auf mehr als die doppelte Länge dehnen, bevor sie reißen. In jedem Bindegewebe sind Elastin und Kollagen vorhanden. Je elastischer ein Organ sein muss, desto höher ist der Elastinanteil. So haben z. B. Arterien einen Anteil von bis zu 50 Prozent, die Sehnen zwischen zwei und fünf Prozent Elastin.
- **Retikuläre Fasern:** Sie bilden eine Art Stützgerüst und Gitternetz in vielen Organen, wie in Leber, Nieren, Knochenmark, Fett- und Muskelgewebe.
- **Verbindungs- und Vernetzungseiweiße:** In der Grundsubstanz kommen zahlreiche spezielle Eiweiße vor (wie Laminin, Fibronektin, Hyaluronektin), die die verschiedenen Molekülketten miteinander verbinden. Diese Verbindungen sind im Allgemeinen sehr stabil.
- **Wasser:** Der menschliche Organismus besteht überwiegend aus Wasser. Der Anteil nimmt im Lauf des Alterungsprozesses kontinuierlich ab: Während er bei einem Neugeborenen noch etwa 80 Prozent beträgt, macht der Wasseranteil bei einem Erwachsenen etwa 60 Prozent bzw. 40 Liter aus – je nach Größe und Gewicht etwas mehr oder weniger. Frauen haben auf Grund ihres höheren Fettanteils einen um zirka zehn Prozent geringeren Wasseranteil als Männer.

Der menschliche Körper: 60 Prozent Wasser

Von dieser großen Wassermenge befinden sich ein Drittel außerhalb und zwei Drittel innerhalb der Zellen. Da sich alle Lebensvorgänge in wässrigen Lösungen abspielen, ist das Wasser für den Körper von entscheidender Bedeutung. Die Grundsubstanz enthält ähnlich wie bei

einem Schwamm sehr viel Wasser, ohne das sie ihre vielfältigen Funktionen nicht ausüben könnte. Denn erst durch das Wasser wird das so genannte viskoelastische Verhalten der Grundsubstanz, also ihre Pufferwirkung, Stoßdämpfung und Elastizität, ermöglicht.
Zudem ist Wasser ein wichtiger Informationsträger der elektromagnetischen Energie, der durch die negativen und positiven Ladungen im Wassermolekül (einem so genannten Dipol) zustande kommt. Es ist in der Lage, Temperaturschwankungen im Körper auszugleichen, und ist an wichtigen Oxidations- und Reduktionsprozessen im Körper beteiligt (siehe Seite 42).

Grundsubstanz – Ort der Informationsübertragung

Grundsubstanz – Bote für Nervenreize

In der Grundsubstanz endigen die vegetativen (nicht dem Willen unterworfenen) Nervenzellen blind, das heißt, sie docken nicht direkt an den Zellwänden (z. B. den Muskelfasern) an. Das Nervenende gibt seinen Impuls an die Grundsubstanz ab, die den Reiz auf die Zelle überträgt. Dadurch ist die Grundsubstanz unmittelbar an das Zentralnervensystem angeschlossen.
Die Nervenendigungen sind zudem in der Lage, Substanzen (die Katecholamine sowie Neuropeptide und Zytokinine) auszuschütten,

Die wichtigsten Funktionen der Grundsubstanz

- **Versorgung der Zellen** (und damit der Organe) mit Wasser, Sauerstoff, Nährstoffen, Enzymen, Vitaminen und Mineralstoffen; Abtransport von Schlacken und Abfall- und Giftstoffen.
- **Wichtige Abwehrzellen** des Immunsystems gehören dem Bindegewebe an und sind in der Grundsubstanz als mobile Zellen aktiv. Sie wehren Krankheitserreger ab, machen Allergene unschädlich und bauen Entzündungen ab.
- **Transport der Hormone** in die Zellen. Umgekehrt wird durch Reaktionen der Grundsubstanz die Ausschüttung von Hormonen veranlasst.
- **Die Signale,** die das Nervensystem an die Organe und Zellen sendet, werden auf dem allerletzten Teil ihrer »Wegstrecke« (im Interzellularraum) von der Grundsubstanz weitergeleitet. Auch bei der Reizleitung von Nervenzelle zu Nervenzelle spielt die Grundsubstanz eine entscheidende Rolle (siehe oben).

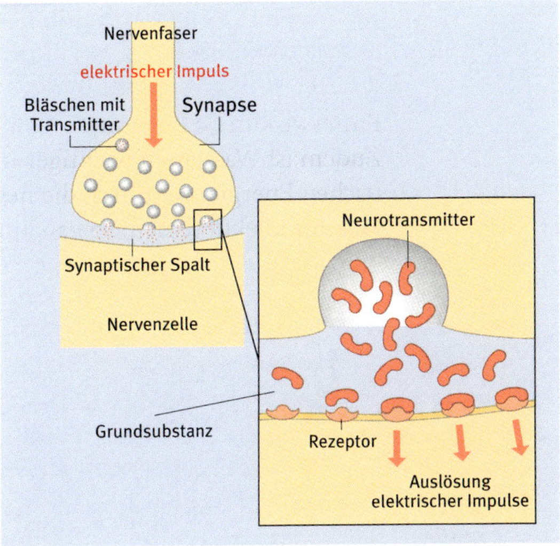

die Abwehrmaßnahmen auf Keime oder schädliche Substanzen wie Entzündungsstoffe in der Grundsubstanz in Gang setzen. Des Weiteren leiten diese Substanzen Umbaumaßnahmen in der Grundsubstanz ein, die innerhalb kürzester Zeit stattfinden, da die Halbwertzeit der Grundsubstanz (bzw. der Proteoglykane und Glykosaminoglykane) nur wenige Tage beträgt, die bindegewebigen Strukturen also ständig erneuert werden.
Wenn der elektrische Impuls entlang der Nervenbahn wandert, muss er von einer zur anderen Nervenzelle jeweils einen Zwischenraum, den synaptischen Spalt, überspringen. Der Reiz wird weitertransportiert, indem er in der Grundsubstanz chemische Stoffe, die Neurotransmitter, freisetzt, die ihn zur nächsten Nervenzelle übertragen.

Reizübertragung zwischen Nervenfaser und Nervenzelle (siehe links).

Zudem können die Nervenendigungen bestimmte Stoffe (Toxine, Antikörper, Antigene) erkennen und an das zentrale Nervensystem melden, wo sie analysiert und Reaktionen darauf eingeleitet werden. Eine weitere wichtige Funktion ist die Fähigkeit, über periphere Reize wie Schmerz oder eine Verletzung in der Grundsubstanz schmerzhemmende körpereigene Stoffe (Endorphine und Enzephaline) freizusetzen. Somit können Schmerzreize im Bereich des Bindegewebes über das Zentralnervensystem vermindert oder völlig gehemmt werden.

Elektromagnetische Phänomene der Kollagenfasern

Kollagenfasern: Informationssystem mit elektromagnetischen Wellen

Informationen werden nicht nur durch nervöse Reizleitung übertragen, auch die Kollagenfasern des Bindegewebes spielen hierbei eine wichtige Rolle. Werden sie Zug, Druck oder Drehung ausgesetzt, entstehen elektrische Ladungen und damit elektromagnetische Felder. Das heißt, die Kollagenfasern senden elektromagnetische Wellen aus und geben diese Informationen an andere Strukturen weiter. Diese Übertragung ist weitaus schneller als die nervöse Reizleitung (piezoelektrischer Effekt). Dabei kann sich die Zusammensetzung und Ausrichtung der Kollagene verändern, wenn die Reize lange einwirken. Ebenso können die elektromagnetischen Wellen verstärkt oder verändert werden. Die Kollagene dienen damit sowohl als Empfänger als auch als Aussender von Informationen.

Bindegewebe – Basis unseres Aussehens

Aufrechte Körperhaltung: Ausdruck gesunden Bindegewebes

Die Form der einzelnen Zellverbände (Organe) und des Körpers insgesamt wird ganz wesentlich durch das Binde- und Stützgewebe geschaffen. Dies betrifft zunächst einmal die gesamte Körperhaltung eines Menschen und damit auch seine Ausstrahlung.
Durch Unfälle, Verletzungen, aber auch gewohnheitsmäßige Fehlhaltungen und emotionale Belastungen haben viele Menschen eine verzerrte Körperhaltung. Der Rücken ist krumm nach vorn gebeugt und/oder seitlich verzogen, die Schultern sind dauernd angespannt. Dies führt dazu, dass sich auf Dauer die Muskulatur und speziell das sie umgebende Bindegewebe verkürzt und verhärtet. Da das Bindegewebe als Gesamtstruktur wie ein Netz den ganzen Körper durchzieht, wirken sich Spannungen und Fehlhaltungen in einem Körperteil, etwa dem Rücken, auf den gesamten Organismus aus. Es kommt zu chronischen Belastungen und verstärktem Verschleiß der Gelenke.

Kummer gräbt sich ins Bindegewebe ein

Auch psycho-emotionale Belastungen graben sich regelrecht in das Bindegewebe ein. Ein anschauliches Beispiel ist der durch Muskel- und Bindegewebsspannung veränderte Gesichtsausdruck: Menschen mit viel Kummer, Trauer und Leid ist ihre emotionale Belastung an den Gesichtszügen anzusehen.

Das »dämpfende« Gewebe

Das lockere Bindegewebe in den Zellzwischenräumen sowie die bindegewebigen Platten (Faszien) tragen erheblich zur Dämpfung und Stützung des Körpers bei. So ist das Bindegewebe in der Lage, auf Grund seines speziellen Aufbaus Stöße, Vibrationen, Schwingungen, die auf den Körper einwirken, abzufangen und zu neutralisieren. Die Faszien stellen eine Art Vergurtungs-, Zug- und Haltesystem dar, das einwirkende Kräfte umleitet und abschwächt. Somit mildert das Bindegewebe in seiner Gesamtheit schädliche Krafteinwirkungen auf die Gelenke

Ein gesundes Bindegewebe schützt die Gelenke

ab. Ein nicht voll funktionsfähiges Bindegewebe lässt ungebremste Kraftspitzen auf Gelenke, Muskulatur, Sehnen und Bänder einwirken.

Der Knorpel

Man unterscheidet – je nach seiner Zusammensetzung – drei Arten von Knorpel: Faserknorpel (Bandscheiben, siehe Seite 26), hyalinen (glasig durchscheinenden) und elastischen Knorpel (Nase, Ohrmuscheln). Knorpel kommt im menschlichen Körper größtenteils als hyaliner Gelenkknorpel vor (siehe Seite 13). Hier handelt es sich um den Rest des Skeletts des Fötus, das zunächst nur aus Knorpel besteht und erst im Lauf der Entwicklung verknöchert.

Knorpel besteht zu mehr als 95 Prozent aus der Grundsubstanz (Matrix) und zu fünf Prozent aus den eigentlichen Zellen, den Knorpelzellen (Chondrozyten). Trotzdem produziert und organisiert diese kleine Anzahl von Knorpelzellen die gesamte Knorpelgrundsubstanz. Der Wassergehalt des Gelenkknorpels ist mit 65 bis 80 Prozent sehr hoch. Den Löwenanteil der festen Bestandteile stellen mit 50 bis 60 Prozent Kollagenfasern.

Knorpel zeichnet sich durch seine Elastizität und vor allem durch seine hohe Druckfestigkeit aus: Ein Quadratzentimeter Knorpel kann 50 Kilo Druck aushalten. Diese hohe Belastbarkeit wird dadurch erreicht, dass die Knorpelzellen in kugelförmigen Kapseln zusammengeschlossen sind. Dadurch wird der Druck gleichmäßig verteilt. Knorpel hat keine eigenen Blut- und Lymphgefäße. Seine Versorgung mit Nährstoffen und der Abtransport von Abfallprodukten geschieht allein über Bewegung (siehe Seite 14).

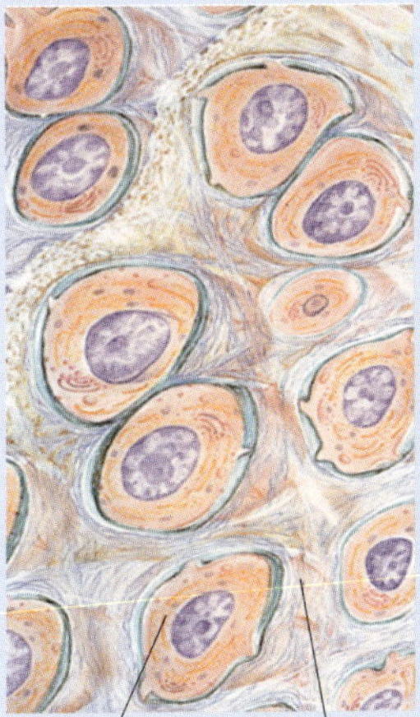

Aufbau des Gelenkknorpels

Die Knorpelzellen oder Chondrozyten (1) liegen in der Grundsubstanz oder Matrix (2) eingebettet. Sie sind in kugelförmigen Kapseln zusammengeschlossen.

Die Menisken

Die bekanntesten Menisken befinden sich im Kniegelenk, es gibt sie aber auch an anderen Stellen im Körper (z. B. im Handgelenk und am Schlüsselbein). Es handelt sich um halbmondförmige (griechisch meniskos = kleiner Mond), aus Faserknorpel aufgebaute Scheiben. Die Menisken erhöhen die Beweglichkeit eines Gelenks, verhindern aber auch, dass es sich etwa verdreht. Sie verteilen zudem den Druck, der auf das Gelenk einwirkt.

Die Bandscheiben

Sie liegen wie Stoßdämpfer zwischen den einzelnen Wirbeln in der Wirbelsäule (siehe Abbildung unten). Sie sind auch höchst wichtig für die Beweglichkeit der Wirbelsäule, denn diese verfügt über keine Gelenke. Alle Bandscheiben zusammen machen beim Erwachsenen etwa 25 Prozent der Höhe der Wirbelsäule aus.

Das »stützende« Gewebe

Wie Wasserkissen liegen die Bandscheiben zwischen den einzelnen Wirbeln.

Unsere Muskulatur, die Sehnen, Bänder und Knochen – alle bestehen sie ganz wesentlich aus Bindegewebe und geben dem Körper Halt und Festigkeit. Dies gilt insbesondere – wie bereits ausgeführt (siehe Seite 17) – für die Gelenke. An dieser Stelle wollen wir uns speziell den Knochen zuwenden:

Knochen bestehen aus lebendem Gewebe, das sich im Wesentlichen aus Eiweiß bzw. Kollagen und Mineralstoffen, vor allem Kalzium, zusammensetzt. Letztere verleihen ihm seine hohe Festigkeit. Knochen wird kontinuierlich abgebaut und wieder neu gebildet.

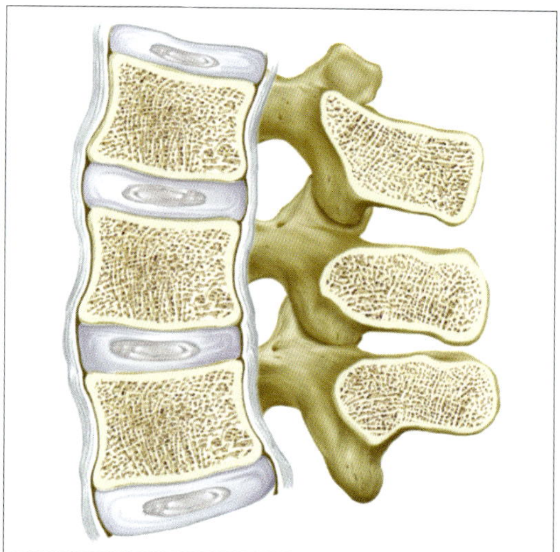

Normale Knochenstruktur

Gesunder Knochen besteht aus einer äußeren Schicht harten Knochens (Kortikalis), der ein Netz aus feinen Knochenplättchen und -bälkchen, die Substantia spongiosa, umgibt. Wie kräftig unser Knochenbau ist, hängt im Wesentlichen von der Kortikalis ab.

Von Geburt an wird alter, abgenutzter Knochen abgebaut und durch neuen, kräftigen ersetzt.

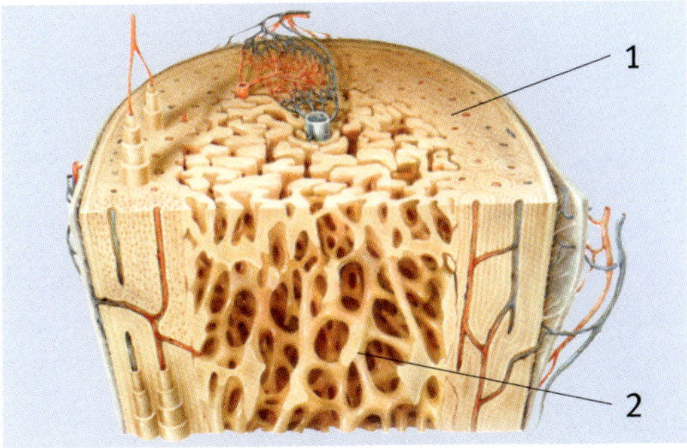

Gesunder Knochen: Der harte Knochen (1) umgibt ein Netzwerk aus feinen Bälkchen und Plättchen (2).

Ohne diesen Prozess, der als Knochenumbau bezeichnet wird, wäre unser Skelett bereits in jungen Jahren schwach und bruchanfällig. An diesem Umbau sind die zwei Hauptgruppen von Knochenzellen, die Osteoklasten oder Knochenfresszellen, die Knochen abbauen, und die Osteoblasten oder Knochenbildungszellen, die neuen Knochen schaffen, beteiligt. Mit zunehmendem Alter werden die Osteoklasten aktiver als die Osteoblasten, sodass der Abbau die Neubildung übersteigt und Knochenmasse verloren geht.

Das »alternde« Gewebe

Alle Zellen unseres Körpers befinden sich in einem ständigen Erneuerungsprozess. Dieser erfolgt dadurch, dass sich die Zellen teilen, neue Zellen bilden und dass alte Zellen absterben.

Je älter das Gewebe, desto langsamer teilen sich die Zellen

Die Alterung kommt durch eine Verlangsamung der Zellteilung zustande. Fibroblasten (Bindegewebszellen, siehe Seite 19), aus einem Embryo entnommen, teilen sich in einer Nährlösung noch zirka 50 Mal, bis sie langsam absterben. Bei einem 40-Jährigen reduziert sich die Zellteilungsrate auf etwa 40, bei einem 80-Jährigen auf 30. Offensichtlich besteht ein Zusammenhang zwischen der Zellteilungskapazität und der Alterung. Mit zunehmendem Alter kommt es zu einer verminderten Fähigkeit der Zellen, sich zu teilen.
Bislang nicht erforscht ist, ob es sich dabei um genetisch festgelegte Programme handelt oder ob es durch eine ansteigende Fehlerquote schließlich zum Absterben der Zellen kommt. Tumorzellen zeichnen sich übrigens durch eine ungehemmte, unbegrenzte Zellteilungsrate aus und überwuchern schließlich das gesunde Gewebe.

Warum der Körper Zellen sterben lässt

Jedes Chromosom hat in bestimmten Abständen Zellteilungszähler, so genannte Telomere, die bei jeder Teilung etwas kürzer werden. Sind die

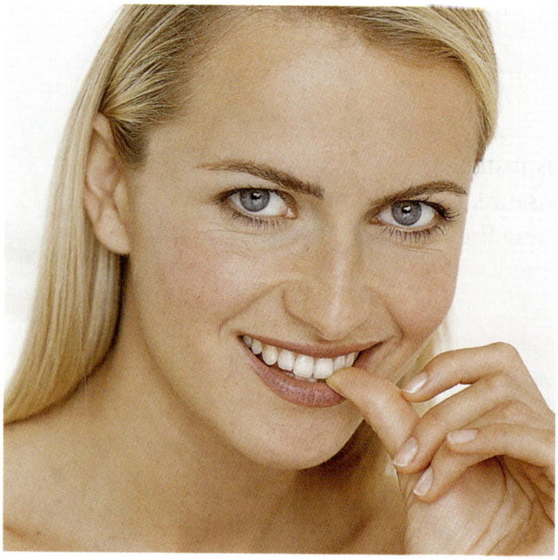

Telomere auf eine bestimmte Länge reduziert, kommt es zum programmierten Zelltod, der Apoptose (Zellselbstmord). Dieses System hat einen für die Menschheit überlebenswichtigen Hintergrund: die Selbsterhaltung. Durch den vorprogrammierten Zellselbstmord wird der Körper vor nicht kontrollierbaren Zellteilungen geschützt. Mit jeder Zellteilung kann es zu Chromosomendefekten kommen. Je mehr Zellteilungen einer Ursprungszelle stattgefunden haben, umso höher ist die Wahrscheinlichkeit der Entstehung von Tumorzellen.

Kennzeichen junger Haut ist ihre hohe Elastizität.

Die Evolution hat dieser drohenden Entwicklung durch den Einbau von Telomeren bis zu einem gewissen Grad vorgebeugt, indem eine Zelle nach einer bestimmten Anzahl Zellteilungen sich selbst aus dem Verkehr zieht und einer neuen, frischen Zelle Platz macht. Das Entstehen von Tumorzellen ist also in einem solchen Prozess normal, nur werden sie ständig von körpereigenen Systemen abgetötet.

Das Bindegewebe – Tor zur Alterung

Das Bindegewebe unterliegt einem natürlichen Alterungsprozess. Neben den oben angesprochenen Vorgängen der Zellalterung produzieren die Bindegewebszellen weniger Proteoglykan- und Glykosaminoglykan- (PG/GAG-)Komplexe. Kollagen wird vermehrt (dagegen nimmt der Kollagenanteil im Knochen ab, was der Osteoporose Vorschub leistet), dadurch entstehen in der Grundsubstanz mehr feste Querverbindungen und die Schwingungsfähigkeit und Elastizität nehmen ab.

Ab 25 setzt das Altern ein

Auch sinkt zwischen dem 25. und 30. Lebensjahr die Elastinproduktion rapide ab. Die Elastizität des Bindegewebes schwindet dadurch beträchtlich, was vor allem an der Haut und am Unterhautbindegewebe sichtbar ist. Der Verlust der Elastizität und die Zunahme der Quervernetzung der Grundsubstanz sowie der steigende Kollagengehalt be-

Schlacken blockieren den Informationsfluss

deuten auch, dass sich der Informationsfluss und die Nährstoffweitergabe im Körper verschlechtern. Es bleiben mehr schädliche Substanzen wie Zuckerstoffe, Eiweiße, Fette, Umweltgifte und nicht abbaubare Substanzen im bindegewebigen Siebsystem hängen (siehe Seite 20). Der Verschlackungsprozess der Grundsubstanz nimmt deutlich zu. Weiterhin sinkt der Gehalt an Hyaluronsäure. Dadurch verringert sich der immunologische Schutz, Wundheilung findet nur noch verzögert statt, und die Wasserspeicherung im Bindegewebe wird verringert. Neben der verminderten Gleitfähigkeit bewirkt Wassermangel auch eine reduzierte Informationsübertragung in der Grundsubstanz. Im Bereich der Haut wird weniger Provitamin D_3 gebildet. Diese Vorstufe des Vitamin D ist für den Knochenstoffwechsel, das Immunsystem und Zellwachstum wichtig. Zudem wird mit dem Verlust an Hyaluronsäure auch die antioxidative Schutzwirkung im Körper geschwächt. Freie Radikale können die Grundsubstanz vermehrt schädigen (siehe Seite 43). Es steigt die Anzahl fehlerhaft hergestellter Produkte, die ihre Gewebeaufgaben immer schlechter ausführen können. Die in der DNS und RNS verschlüsselten Baupläne werden durch Strahlung und Giftstoffe vermehrt verändert.

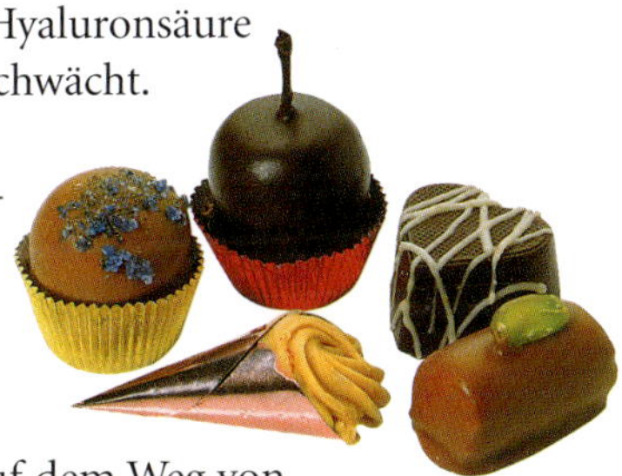

Wie auf Seite 19 beschrieben, muss jede Substanz auf dem Weg von der Kapillare zur Zelle die Grundsubstanz und die Gefäßwände (Basalmembran) der Kapillaren passieren. Diese Basalmembran wird mit zunehmendem Alter dicker, ein 80-Jähriger hat im Vergleich zu einem 20-Jährigen eine doppelt so dicke Basalmembran. Sauerstoff, Nährstoffe und körpereigene Substanzen gelangen schwieriger zu den Zielorten.

Süße Sünden fördern die Verschlackung des Bindegewebes.

Reaktionen des Gelenkknorpels auf Alterungsprozesse

Mit zunehmendem Alter werden Stoffe im Bereich der Grundsubstanz, speziell des Knorpels, freigesetzt, die Allergien auf körpereigene Substanzen bilden können und damit den Abbau und den Verschleiß eines Gelenks beschleunigen. Durch die Anlagerung von überschüssigen Zuckermolekülen in der Grundsubstanz (Verschlackung) können neue Strukturen geschaffen werden, die vom körpereigenen Immunsystem als fremd angesehen und bekämpft werden. Dadurch können chronische Entzündungsreaktionen entstehen und unterhalten werden. Aber auch durch Traumata oder Fehlbelastungen des Körpers können Teile im Knorpel geschädigt werden, die dann vom Immunsystem fälschlicherweise als Fremdsubstanzen betrachtet werden und weitere gelenkschädigende Vorgänge auslösen. Man spricht hier von autoaggressiven Prozessen, die durch das Immunsystem ausgelöst werden.

Folge der Alterung: Das Immunsystem bekämpft sich selbst

Das »krank machende« Gewebe

Jedes Individuum reagiert auf krank machende Einflüsse in einer ihm eigenen Weise. Als Ursache hierfür sind die bei jedem Menschen vorhandenen genetischen Defekte in der Ausführung des »Bauplans« für den Organismus zu nennen. Der Körper weist, ähnlich wie jedes komplizierte Bauwerk, eine bestimmte Fehlerquote auf, die individuell verschieden ist. Je nach der Art der Umweltfaktoren, Lebensweise, Ernährungsform, körperlichen Betätigung, sozialen Einbindung, persönlichen Zufriedenheit usw. können diese genetischen Defekte aktiviert werden. Sie führen unter Umständen zu Krankheiten, wenn die Kompensationsfähigkeit des Organismus überschritten wird. Schädigende Einflüsse führen nach und nach zu Veränderungen in der Grundsubstanz bis hin zum Ausbruch der Erkrankung.

Vorsicht bei häufigem einseitigem oder schwerem Tragen.

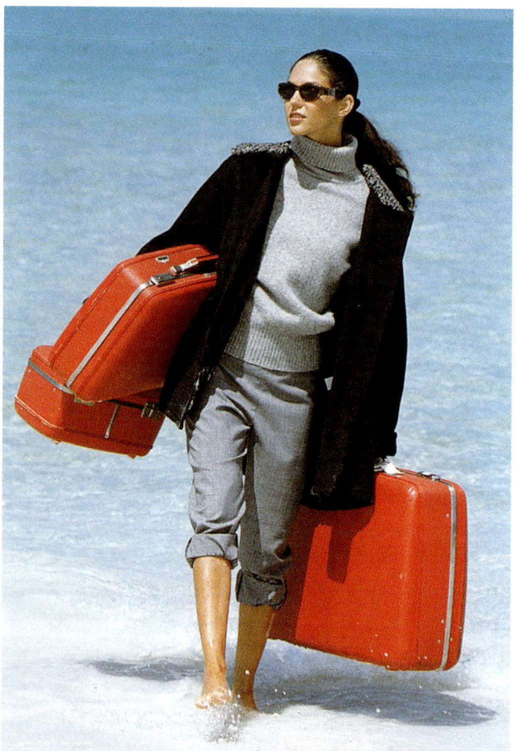

Je mehr Komponenten seiner Gesundheit nun umgekehrt der einzelne Mensch zu beeinflussen versucht (durch Bewegung, Ernährung, persönlichen Lebensstil), umso mehr stärkt er auch die Fähigkeit seines Organismus, Belastungen zu kompensieren.

Verbindung von Psyche und Soma

Bei psychischem und körperlichem (somatischem) Stress werden aus den in der Grundsubstanz frei endenden vegetativen Nerven Katecholamine (siehe Seite 22) freigesetzt, die Stress- und Entzündungsreaktionen in der Grundsubstanz auslösen können. Hält der Stress an, ohne dass wir eine Möglichkeit zur Erholung und Regeneration haben, können hieraus chronische Erkrankungen erwachsen. Sie manifestieren sich dann an den Organen oder Teilen des Körpers, die möglicherweise bereits genetisch vorgeschädigt sind und sozusagen die schwächsten Glieder in der Kette darstellen. Der Zusammenhang zwischen psychischem Stress und organischen Erkrankungen gilt heutzutage als wissenschaftlich belegt.

Arthrose

Arthrose: Veränderung durch Verschleiß

Die Bezeichnung Arthrose stammt aus dem Griechischen: Arthros bedeutet Gelenk, Arthrose ist Veränderung durch Verschleiß. Als andere Bezeichnungen für die Arthrose findet man auch Arthrosis deformans, degenerative Arthropathie oder Osteoarthrose. Überhaupt findet man erst seit 1833 in den medizinischen Schriften die Krankheitsbezeichnung »Arthrosia«. Jahrhunderte zuvor konnte man nicht zwischen den einzelnen Gelenkerkrankungen unterscheiden, alle Gelenkerkrankungen wurden als »Rheumatismus« bezeichnet. Dieser Begriff ist weiterhin so populär, dass Gelenkbeschwerden ganz allgemein »Rheuma« genannt werden. Arthrose ist kein neuzeitliches Phänomen, auch unsere frühesten Vorfahren litten darunter, wie sich anhand von Funden nachweisen lässt. Arthrose ist auch im Tierreich zu finden.

Entstehung der Arthrose

Arthrose – Folge von absterbendem Knorpelgewebe

Während man früher dachte, Arthrose sei einzig das Ergebnis einer erhöhten Druckbelastung und damit Knorpelschädigung wegen einer Gelenkfehlstellung, geht man heute davon aus, dass die Arthrose allgemein etwas mit dem Absterben von Knorpelgewebe in den Gelenken zu tun hat. Im Mittelpunkt der Arthrose-Entstehung steht eindeutig der Gelenkknorpel. Letztendlich sind aber sämtliche Gelenkstrukturen, einschließlich der angrenzenden Knochen, Bänder, Gelenkkapsel, Muskulatur davon betroffen. Im Arthroseprozess sind Entzündungsstoffe wie Interleukin-1 und der Tumor-Nekrose-Faktor (TNF) erhöht. Diese Faktoren wiederum setzen bestimmte Enzyme frei, die die Grundsubstanz des Knorpels angreifen und zerstören.
Erst in den letzten Jahren haben Wissenschaftler neue überraschende Erkenntnisse über die Funktionsweise von Gelenken und die Entstehung von Arthrose gewonnen. Ihre Ergebnisse besagen:

- Offensichtlich produzieren die Knorpelzellen im arthrotischen Gelenk zusätzlich zur normalen Matrix weitere Matrixmoleküle (wie Kollagen Typ I, Typ III und Tenascin), die im gesunden Knorpel nicht zu finden sind. Diese werden aber nicht in den Knorpel eingebaut.
- Es kommt zur Überproduktion von Stickstoffmonoxid, das einen vorprogrammierten Zelltod der Knorpelzellen auslöst, mit dem auch die umgebende Matrix zu Grunde geht.
- Zusätzlich zur gesteigerten Produktion von Matrix haben die arthrotischen Knorpelzellen auch die Fähigkeit, sich vermehrt zu teilen. Je schwerer die Arthrose in einem Gelenk fortgeschritten ist, umso mehr Knorpelzellteilungen finden statt. Im gesunden Knorpel befinden sich hingegen nur wenige Zellen im Stadium der Zellteilung.

Offensichtlich löst der Körper mit zunehmendem Arthrosegrad immer stärker werdende Reparaturmechanismen aus. Bei der schweren Arthrose bilden sich durch die erhöhte Zellteilungsrate regelrechte Zellhaufen, daneben sterben aber auch etliche Knorpelzellen durch Zellselbstmord ab. Im arthrotischen Gelenkknorpel haben verschiedene Forschergruppen sogar eine erhöhte Rate von Zellselbstmord gefunden.

Das heißt, dass es bereits in frühen Phasen der Arthrose letztlich zu einem beträchtlichen Verlust von Knorpelzellen kommt. Obgleich sich vermehrt Knorpelzellen – wie in einer Kurzschlussreaktion – durch Zellteilungen und Anhäufungen von Knorpelnestern neu bilden, beträgt der tatsächliche Verlust an Knorpelzellen Schätzungen zufolge 25 bis 30 Prozent.

Neben diesen Zellverlusten im arthrotisch veränderten Knorpel treten im Knorpel von älteren Menschen schon »normalerweise« Zellverluste auf. Sie entstehen, wenn Gewalt auf das Gewebe einwirkt. So kann bei einem unglücklichen Sturz die Knorpelschicht einreißen.

Fazit: Ganz offensichtlich spielt bei der Arthrose der Zellselbstmord der Knorpelzellen eine wesentliche Rolle. Dieser wird zum einen durch mechanische Über-

Diagnostik der Arthrose

- **Anamnese (Krankenvorgeschichte)**
Typische Symptome: Anlauf-, Belastungs-, Bewegungs-, Ruhe- und Nachtschmerzen.
- **Bildgebende Verfahren**
Routineverfahren: Röntgenuntersuchung.
Für spezielle Fragestellungen: Computer- (CT), Magnetresonanztomographie (MRT), Knochenszintigraphie, Ultraschalluntersuchung.
- **Laboruntersuchungen**
Laboruntersuchungen können eine Arthrose nicht zuverlässig anzeigen. Mit Blutuntersuchungen lassen sich andere Gelenkerkrankungen nur ausschließen.

lastung verursacht, wozu auch ständig wiederkehrende Gelenkbelastungen beitragen, zum anderen durch chemische Milieuveränderungen wie Übersäuerung, Toxinanhäufung oder Nährstoffmangel.

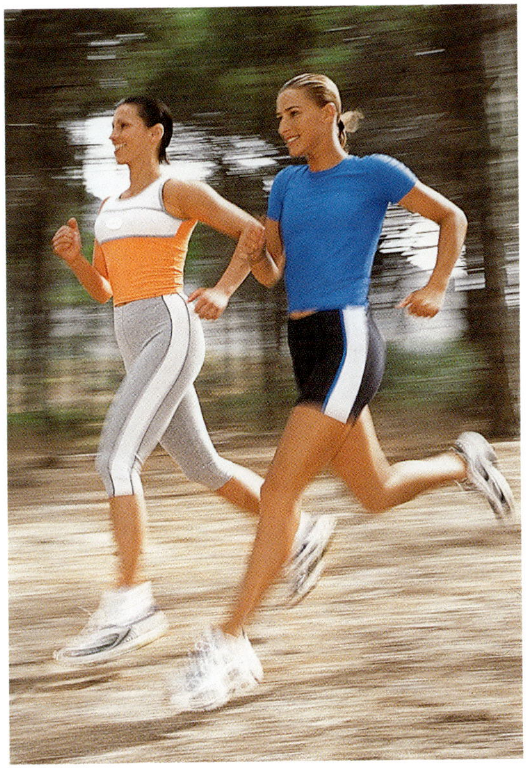

Die Regenerationsfähigkeit des Knorpels

Neueste Erkenntnis: Knorpel besitzt eine Regenerationsfähigkeit

Diese überraschende Erkenntnis, dass der Knorpel kein Gewebe mit geringem Zellumsatz ist, hat zu neuen Denkansätzen geführt. Inzwischen ist man von der Regenerationsfähigkeit des Knorpels überzeugt, kennt allerdings die genauen Mechanismen noch nicht. Aus den Forschungsergebnissen der letzten Jahre erhoffen sich die Wissenschaftler ganz neue Therapieansätze in der Behandlung der Arthrose.

Bindegewebe und Gelenke – eine Funktionseinheit

Laufen Sie der Arthrose davon. Fehlender Sport kann Knorpelschäden verursachen.

Wie wir gesehen haben, bestehen alle Gelenkbestandteile wie Knochen, Knorpel, Gelenkkapseln und Bänder aus Bindegewebe. Sämtliche Reize, die von außen oder innen auf den Organismus wirken, werden vom Bindegewebe aufgenommen, verarbeitet und weitergeleitet. Eine der möglichen Reaktionsformen des Bindegewebes ist die Entzündung, die Reaktionen des Immunsystems nach sich ziehen kann. Gelenkige Strukturen haben, vielleicht auf Grund ihrer wichtigen Bewegungsfunktion, innerhalb des Bindegewebssystems offensichtlich eine besondere Bereitschaft, auf innere und äußere Reize zu reagieren. Auch sind sie bevorzugtes Zielobjekt von körperfremden und körpereigenen Ablagerungen wie Verschlackungen, Übersäuerungen, Giftstoffen, elektromagnetischen und elektrochemischen Informationen oder ganz allgemein Stoffwechselstörungen.

Risikofaktoren, die zu Arthrose führen können

Inzwischen steht fest, dass zwischen bestimmten Faktoren und Gelenkverschleiß ein enger Zusammenhang besteht. Generell steigt das Risiko für einen Gelenkverschleiß mit zunehmendem Alter; dies liegt vor allem daran, dass etwa ab dem 30. bis 35. Lebensjahr die Zellerneuerungsfähigkeit nachlässt. Der Alterungsprozess allein ist jedoch nicht verantwortlich, vielmehr müssen weitere ungünstige Einflüsse hinzukommen, damit sich eine Arthrose entwickelt.

- **Die verminderte Östrogenproduktion** nach der Menopause erhöht bei Frauen das Risiko deutlich, an Arthrose zu erkranken. Dies ist auch der Grund, weshalb Frauen insgesamt häufiger als Männer von einem Gelenkverschleiß betroffen sind.
- **Übergewicht** leistet vor allem einer Kniegelenksarthrose, mitunter auch einer Hüftgelenksarthrose Vorschub. Ein Body-Mass-Index (BMI) von 30 bis 35 bedeutet ein vier- bis achtfaches Risiko, dass sich eine Kniegelenksarthrose entwickelt; bei Männern ist das Risiko teilweise sogar noch höher (Sie errechnen den BMI nach der Formel: Körpergewicht in Kilogramm dividiert durch Quadrat der Körperlänge in Metern). So konnten verschiedene Studien belegen, dass eine Gewichtsreduktion von fünf Kilogramm das Kniegelenksarthroserisiko bereits halbiert. Offensichtlich hat Übergewicht nicht nur mechanische, sondern auch hormonelle Auswirkungen auf den Gelenkknorpel. Dafür spricht, dass auch die Fingergelenksarthrose durch Übergewicht begünstigt wird.
- **Genetische Disposition:** Dabei darf jedoch nicht außer Acht gelassen werden, dass die Frage, ob und wann eine genetisch bedingte Erkrankung zum Ausbruch kommt, von ganz unterschiedlichen Faktoren abhängt. Äußere Einflüsse wie Ernährung, Giftstoffe und sportliche Belastung, aber auch Lebensstil, Stress, Klima usw. potenzieren das Risiko, dass sich auf Grund der individuellen Erbanlagen tatsächlich eine Arthrose entwickelt.
  Ob auch Sie genetisch vorbelastet sind, können Sie mit Hilfe eines Gentests ermitteln. Meist genügt dafür eine Speichel- oder Blutprobe.
- **Sekundärerkrankung** bzw. veränderte Stoffwechsellage infolge einer anderen Grunderkrankung: Sie können ebenfalls Ursache einer Arthrose sein. Dazu gehören Gelenkfehlstellungen und Entwicklungsstörungen (z. B. X-Bein, O-Bein, Hüftpfannenfehler wie Hüftdysplasie,

Oberschenkelhalsfehlstellungen, Fehlwachstum nach Verletzungen und Knochenbrüchen); Stoffwechselstörungen (z. B. Gicht, erhöhtes Cholesterin, Zuckerkrankheit, Schilddrüsenunter- oder -überfunktion, Bluterkrankungen); bestimmte neurologische Erkrankungen; Infektionen durch Bakterien, Viren, Pilze und Parasiten; Begleitreaktionen des Körpersystems (z. B. rheumatische Erkrankungen, Darminfektionen, Erkrankungen des Bindegewebes) oder Tumorerkrankungen.

- **Überwiegend kniende Tätigkeiten** sowie schweres Heben und Tragen von Gewichten über 25 Kilogramm können eine Kniegelenksarthrose hervorrufen.
- **Mangelnde Bewegung** und fehlender Sport können Knorpelschäden verursachen. Gelenke sind für Belastung konstruiert; werden sie nicht regelmäßig ausreichend belastet, büßen sie ihre Beweglichkeit ein.
- **Auswirkungen des Mangels an Nährstoffen** wie mehrfach ungesättigten Fettsäuren, Zink, Kalzium, Folsäure, verschiedenen B-Vitaminen, Bor oder Selen stehen in der Diskussion, Arthrose auszulösen oder fördern zu können. Hierzu vorliegende Studien sind umstritten. Bislang liegen keine gesicherten Ergebnisse vor.
- **Bestimmte Nahrungsmittel** stehen in Verdacht, über immunologische Überempfindlichkeitsreaktionen Angriffe auf die Gelenkschleimhaut und den Gelenkknorpel auszulösen. Diese Stoffe können auch den Verschleiß- und Entzündungsprozess beschleunigen. In Verdacht und teilweise durch Studien bestätigt sind folgende Substanzen: Gluten (Weizen, Hafer, Mais), Zucker, Zitrusfrüchte, Salz, Gewürze, Konservierungsstoffe, künstliche Lebensmittelfarbstoffe, Alkohol, Tee, Kaffee, Schokolade, Wein, Eier, Milchprodukte, Rind- und Schweinefleisch, Fisch, Nachtschattengewächse (Tomaten, Kartoffeln, Auberginen, Pfeffer).

Während Faktoren wie Übergewicht, Verletzungen oder körperliche Belastungen die Hauptauslöser für die Entstehung einer Kniegelenksarthrose sind, scheinen sie jedoch keinen Einfluss auf den weiteren Verlauf der Erkrankung zu haben, wie kürzlich eine Studie ergab. Vielmehr scheint es einen engen Zusammenhang zwischen dem Schweregrad einer Arthrose und der Fähigkeit des Gewebes zur Selbstheilung zu geben: Je besser das erkrankte Gewebe sich selbst regenerieren kann, desto günstiger ist der Krankheitsverlauf.

Test

Arthrose – bin ich bereits betroffen?

Testfragen zur Risikoeinschätzung

Bei der mit * gekennzeichneten Frage sind mehrere Antworten möglich; die Punkte werden hier zusammengerechnet. Bei den übrigen Fragen ist nur eine Antwort möglich.

1. Haben Sie Gelenkschmerzen?	nie	0
	selten	1
	öfter	2
	nur bei Belastung	3
	auch in Ruhe	5
2.* Haben Sie Schmerzen beim	Gehen	2
	Treppensteigen	1
	In-die-Hocke-Gehen	1
	Aus- oder Einsteigen beim Auto	1
	auch nachts	2
3. Haben Sie nach längerem Sitzen oder Liegen Anlaufschmerzen in einem Gelenk?	kurzfristig	1
	längere Zeit	2
	über 1 Stunde	3
4. Haben Sie ein Schwellungsgefühl in einem Gelenk?	ja	2
	nein	0
5. Haben Sie eine sichtbare Verschwellung der Gelenkkontur?	ja	3
	nein	0

6. Haben Sie ein Steifigkeitsgefühl in Ihrem Gelenk?	selten ... 1 oft ... 2 über 1 Stunde am Tag anhaltend ... 3
7. Ist bei Bewegen eines Gelenks ein Krachen, Knistern oder Reibegeräusch zu hören?	selten ... 1 gelegentlich ... 2 immer ... 3
8. Fühlt sich Ihr Gelenk manchmal warm an?	ja ... 2 nein ... 0
9. Wie alt sind Sie?	über 35 Jahre ... 1 über 50 Jahre ... 2

Ergebnis

0 bis 1 Punkt:
Ihre Gelenke sind noch in einem guten Zustand.

Bis 5 Punkte:
Auch wenn noch keine offensichtliche Arthrose vorliegt, bestehen erste Anzeichen einer eingeschränkten Gelenkfunktion. Vorbeugemaßnahmen (siehe Seite 56) sind dringend angeraten.

6 bis 10 Punkte:
Arthrotische Schäden sind im betroffenen Gelenk mit hoher Wahrscheinlichkeit bereits aufgetreten. Eine ärztliche Abklärung mit der Einleitung von therapeutischen Maßnahmen und vorbeugenden Schritten gegen eine weitere Verschlimmerung ist erforderlich.

Über 10 Punkte:
Ein größeres Gelenkproblem liegt bereits vor. Hier sollte dringend eine ganz spezifische Therapie eingeleitet werden.

Test

Wie groß ist Ihr Risiko, eine Arthrose zu entwickeln?

Alle nachstehend aufgeführten Punkte stellen mögliche Risikofaktoren für die Entwicklung einer Arthrose dar. Höheres Lebensalter begünstigt auf Grund des zunehmenden Gewebeverschleißes das Risiko der Arthroseentstehung. Allerdings ist zunehmendes Lebensalter für sich allein genommen noch kein Auslöser der Arthrose.
Gelenkverletzungen beim Sport, in der Freizeit und im Beruf, einseitige Gelenkbelastungen und Operationen lassen das Risiko einer Arthrose deutlich ansteigen. Frauen nach der Menopause, Übergewichtige, übermäßig Sporttreibende oder bewegungsarme Menschen, die keinen Sport treiben, besitzen statistisch gesehen eine höhere Wahrscheinlichkeit zur Arthroseentwicklung.
Das Gleiche gilt für angeborene oder erworbene Gelenkfehlstellungen. Die Kombination verschiedener Risikofaktoren erhöht die Arthrosewahrscheinlichkeit beträchtlich. Bei vielen Menschen besteht eine genetische Disposition (angeborene Neigung), die zusammen mit Risikofaktoren die Arthroseentstehung wahrscheinlich machen.

1. Kein Sport, wenig Bewegung	3
2. Leistungssport	1
3. Kontaktsportarten (mit gegnerischer Einwirkung auf Gelenke, z. B. Fußball, Handball, Rugby)	2
4. Sportarten mit abrupten Stoppbewegungen (z. B. Squash, Tennis)	2
5. Schwerere Gelenkprellungen, -verstauchungen in der Vergangenheit	3

6. Gelenkoperationen (Meniskusentfernung, Bandoperation, Knorpelglättung)	5
7. Arthroseerkrankungen in der Familie	1
8. Berufliche Gelenkbelastungen (z. B. hockende, kniende Tätigkeiten, schweres Heben, Tragen)	2
9. Weibliches Geschlecht nach der Menopause	1
10. Übergewicht (BMI höher als 30, siehe Seite 34)	3
11. Lebensalter über 35	1
12. Lebensalter über 50	2
13. Gelegentliche Gelenkbeschwerden	3

Ergebnis

1 bis 6 Punkte:
Risikofaktoren sind bei Ihnen unübersehbar vorhanden. Auch wenn noch keine Gelenkschädigung eingetreten ist, wäre das Ergreifen von Vorbeugestrategien (siehe Seite 56) mit Sicherheit sinnvoll.

7 bis 12 Punkte:
Eine Gelenkschädigung muss noch nicht eingetreten sein. Eine Anhäufung von Risikofaktoren ist allerdings deutlich, und Sie sollten Vorbeugemaßnahmen zum Schutz Ihrer Gelenke ergreifen. Eine ärztliche Abklärung ist sinnvoll.

Über 12 Punkte:
Mit einer gewissen Wahrscheinlichkeit ist bei Ihnen bereits eine Schädigung des Gelenkknorpels eingetreten, durch weitere Risikofaktoren kann der Verschleiß schnell voranschreiten. Eine ärztliche Untersuchung mit Einleitung eines Therapie- und Vorbeugeprogramms ist dringend erforderlich.

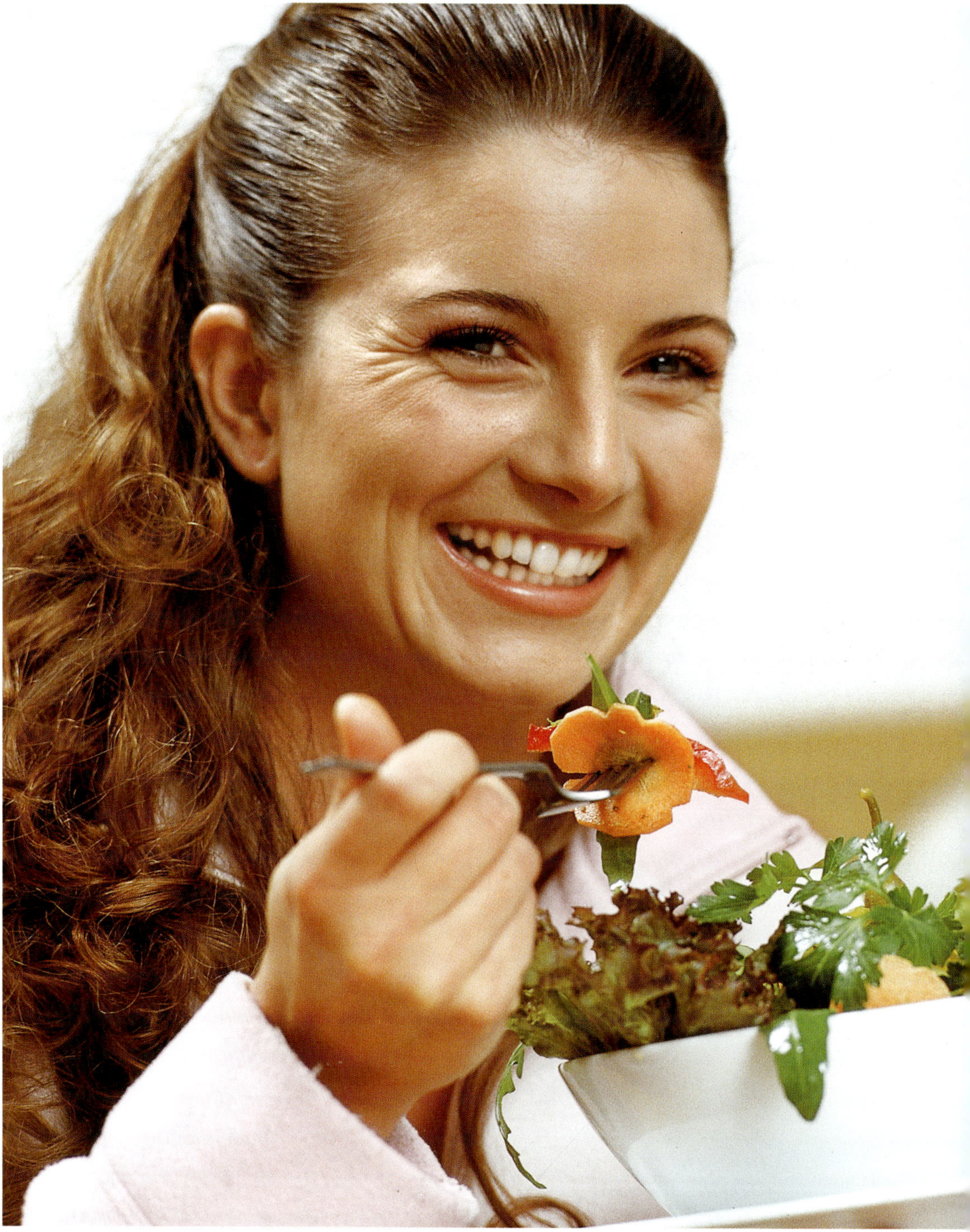

Die Arthrose lindern

In der Vergangenheit wurde der Gelenkknorpel unabhängig von anderen Körpergeweben gesehen. Entsprechend wurde auf ganzheitliche Therapien wenig Wert gelegt. Inzwischen wird er als Bestandteil des Bindegewebes akzeptiert und Reaktionen des Knorpels auch als Antwort auf Schädigungen oder Reize des Bindegewebes verstanden. Oxidativer Stress und die Ernährungsweise können Schädigungen wie auch Regenerationen auslösen. Trotz großer operativer Fortschritte und ermutigender konservativer Therapiestrategien lässt sich ein Arthroseprozess allenfalls im Anfangsstadium umkehren, heilbar ist Arthrose bis heute nicht. Doch gerade in der Prophylaxe der Arthrose kann jeder Einzelne in entscheidendem Maß mit über seinen Gelenkzustand entscheiden.

Angriffe auf Bindegewebe und Gelenke

Eine Allroundstrategie, mit der Bindegewebe und Gelenke vor den natürlichen Erscheinungen des Alters dauerhaft geschützt werden können, wird es wohl nie geben. Eine der wichtigsten Erkenntnisse der Altersforschung ist jedoch, dass verschiedene äußere Einflüsse den Abbauprozess des Organismus – wozu auch degenerative Veränderungen an Bindegewebe und Gelenken gehören – beschleunigen können.

Gefahr Nr. 1 – oxidativer Stress

Eine wichtige Bedeutung kommt vor allem den freien Radikalen zu, da sie oxidativen Stress erzeugen. Dieser wiederum ist der größte Feind der Zellen und damit maßgeblich am Alterungsprozess beteiligt. Daher kommt nicht nur dem Schutz von Bindegewebe und Gelenken, sondern auch dem gesamten Organismus zu Gute, wenn Sie versuchen, mit einer gezielten Ernährung und anderen therapeutischen Maßnahmen die schädlichen Folgen des oxidativen Stresses zu verhindern oder zu mildern.

Mit gezielter Ernährung oxidativen Stress verhindern

Was ist oxidativer Stress?

Die Lebewesen unserer Erde haben die Energiegewinnung aus Sauerstoff vervollkommnet. Die Energiekraftwerke, die Mitochondrien, liegen zu mehreren Hundert in jeder einzelnen Zelle vor. An diesen Orten wird Energie gewonnen und der Sauerstoff zu Wasser, dem Endprodukt, reduziert. Allerdings entstehen bei der Energiegewinnung zahlreiche Nebenprodukte, so genannte Sauerstoffradikale, die der Körper über komplizierte Mechanismen unschädlich machen muss. Ein Sauerstoffradikal ist ein instabiles Molekül mit einem oder mehreren freien ungepaarten Elektronen, das versucht, durch Elektronenaufnahme von einem anderen Molekül einen stabilen Zustand zu erreichen. Es wirkt daher aggressiv auf andere Substanzen.

Energiegewinn schafft Radikale

Zwei Radikale neutralisieren sich. Trifft aber ein Radikal auf ein neutrales Molekül, versucht es, diesem ein Elektron zu entreißen, und macht somit das neutrale Molekül zu einem Radikal.
Im Lauf eines Lebens soll der menschliche Körper zirka 15 bis

Wodurch Radikale im Körper entstehen

- UV-Licht, Ozon
- Elektromagnetische Strahlung
- Nikotin, Alkohol
- Psychischer und physischer Stress
- Entzündungen, Verletzungen
- Operationen
- Leistungssport
- Medikamente
- Schwermetalle, Lösungsmittel
- Konservierungsstoffe, künstliche Farbstoffe, Pflanzenschutzmittel
- Mehrfach ungesättigte Fettsäuren (wegen ihrer Doppelbindung sehr instabil und deshalb von Radikalen leicht oxidierbar)
- Nitrate
- Fettreiche und proteinreiche Nahrung
- Fast Food, Fertiggerichte

20 Tonnen Sauerstoff verbrauchen und dabei eine bis zwei Tonnen Sauerstoffradikale produzieren, die entschärft werden müssen. Eine einzige Körperzelle kann während eines einzigen Tages Zehntausenden, Hunderttausenden bis hin zu millionenfachen oxidativen Angriffen ausgesetzt sein!
Doch nicht nur bei der körpereigenen Energiegewinnung durch Atmung und Verdauung entstehen freie Radikale, auch Umweltfaktoren, Nahrungsmittel, Genussgifte und eine stressige Lebensweise lassen im Körper freie Radikale entstehen.

Wer oft angespannt ist und unter Stress steht, sollte für regelmäßige Entspannung und – damit einhergehend – für eine Reduzierung des oxidativen Stresses im Körper sorgen. Meditation, autogenes Training oder die progressive Muskelrelaxation nach Jacobson – diese und andere Entspannungsmethoden lassen sich zur Stressbewältigung sowie in Überlastungssituationen jederzeit einsetzen.

Folgen der freien Radikale

Fatal ist, dass alle wichtigen Körperbestandteile, wie Proteine, Kohlenhydrate und Fette, Opfer von Radikalangriffen werden können und auf diese Weise selbst zu Radikalen werden. Die aus Nukleinsäuren aufgebaute DNS, die unser Erbgut verschlüsselt, kann angegriffen werden und in der Folge fehlgebildete Strukturen bei der Neubildung von Körperzellen entwickeln. Im schlimmsten Fall kann die veränderte Information in der DNS zu Tumoren führen.
Radikale können auch die Zellmembranen und die Grundsubstanz angreifen. Im Bindegewebe können zum Beispiel Kollagene, Elastine, Hyaluronsäure oder Proteoglykane derart angegriffen werden, dass Erkrankungen wie Rheuma und Arthrose der Weg

Radikale – Wegbereiter für Arthrose

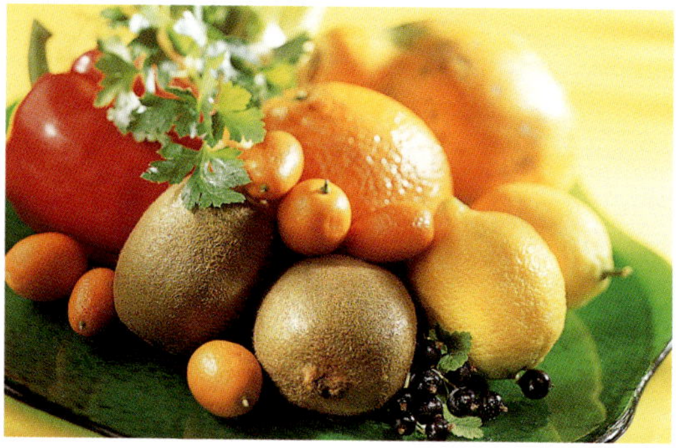

Kampf gegen Radikale durch Obst und Gemüse.

gebahnt wird. Zudem kann die Elastizität von Haut (Altershaut) und Gefäßen (Arteriosklerose) mehr oder weniger stark eingeschränkt werden.

Das Gelenk und die freien Radikale

Auch in Bezug auf die Funktionsfähigkeit des Gelenks können freie Radikale verheerende Folgen haben. So produzieren sie in einem Gelenk so genannte aggressive Lipidoperoxidenzyme, wie die Phospholipase A2, die Arachidonsäure (siehe Seite 50) aus der Fettummantelung der Zellen freisetzt und damit eine knorpelzerstörende Entzündung ankurbelt. Antioxidanzien, so etwa die Vitamine C und E, aber auch Co-Enzym Q10 oder Alpha-Liponsäure, sowie wichtige Spurenelemente wie Zink, Selen, Kupfer und Mangan können freie Radikale abfangen, bevor diese die Arachidonsäure freisetzen.

Freie Radikale – auch lebensnotwendig

Freie Radikale sind jedoch nicht nur negativ und sogar lebensbedrohend für den Organismus. So wird ihre aggressive, zerstörerische Kraft auch vom körpereigenen Immunsystem zur Vernichtung von Eindringlingen wie Bakterien eingesetzt. Bei der täglichen Beseitigung von Millionen verbrauchter Körperzellen, die durch neue ersetzt werden, fallen ebenfalls freie Radikale an.
Der Ablauf bestimmter lebensnotwendiger biochemischer Prozesse zur Aktivierung von Stoffen und Substanzen im Körper ist an Oxidationen und Reduktionen unter Bildung von freien Radikalen gebunden. Die Produktion von freien Radikalen ist also geradezu lebenserhaltend.
Wie immer in unserem Organismus ist das Geheimnis der ungestörten Funktion, dass im Körper ein ausgefeiltes Gleichgewicht herrschen muss, um die im Übermaß produzierten freien Radikale sofort eliminieren zu können.

Antioxidanzien – Schutz gegen oxidativen Stress

Radikalfänger aus der Nahrung

Der Körper ist mit einem hochkomplexen System ausgestattet, um anfallende freie Radikale sofort unschädlich machen zu können. Diese so genannten Radikalfänger werden zwar zum Teil vom Körper selbst gebildet, doch im Wesentlichen ist der Organismus darauf angewiesen, dass sie ihm als Bausteine und Stoffe über die Nahrung zugeführt werden. Dabei sind vor allem Vitamine, Mineralien, Spurenelemente, aber auch sekundäre Pflanzenstoffe in der Lage, freie Radikale aufzuhalten und einzufangen.

Antioxidanzien – Rostschutzmittel für den Körper

Antioxidanzien stellen für unseren Körper also ein natürliches »Rostschutzmittel« dar.

Jedoch braucht der Körper nicht nur bestimmte Antioxidanzien, sondern die gesamte Palette dieser Schutztruppe. Dabei wirken sie kaskadenartig, das heißt, ein Antioxidans greift wie ein Zahnrad in die Wirkung eines anderen ein. Nur das Zusammenspiel aller Antioxidanzien gewährleistet die volle Funktionsfähigkeit.

Vitalisierende Lebensmittel

Immerhin bietet uns die Natur – und hier vor allem die Pflanzen mit ihren verschiedenen bioaktiven Substanzen (siehe Seite 58) – vielfältige Möglichkeiten, wie wir uns vor den negativen Folgeerscheinungen durch oxidativen Stress schützen können. Zwar ist es den Forschern in den letzten Jahren gelungen, zahlreiche Pflanzensubstanzen zu identifizieren, doch kennt man längst noch nicht alle pflanzlichen Inhaltsstoffe. Und immer wieder werden neue interessante Erkenntnisse über die verschiedenen Wirkungen und Funktionsweisen der einzelnen Pflanzenstoffe bekannt. Wichtige Schutzstoffe für unsere Gesundheit in ihrer Funktion als Antioxidanzien sind vor allem die sekundären Pflanzenstoffe (siehe Seite 59). Da wir jedoch generell pflanzliche Kost vernachlässigen, nehmen die meisten Menschen in ungenügender Menge sekundäre Pflanzenstoffe zu sich.

Qualitätseinbuße bei Nahrungsmitteln

Hinzu kommt, dass die Pflanzenstoffe selbst zunehmend ihre gesundheitsfördernden Wirkungen einbüßen – eine Problematik, die der Forschung jedoch erst in letzter Zeit bewusst geworden ist. So hat sich durch die verschiedenen industriellen Prozesse, durch Bodenauslaugung, Umweltver-

WICHTIG

Der oxidative Stress wird heutzutage als wichtiger Auslöser aller degenerativen Erkrankungen angesehen. Jedes erfolgreiche Therapiekonzept für gesunde Gelenke muss die Beseitigung des oxidativen Stresses einbeziehen!

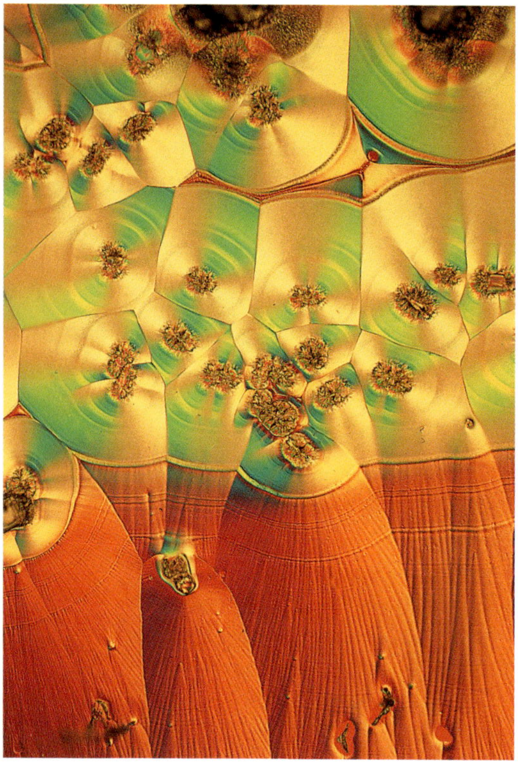

Vitamin C bekämpft oxidativen Stress.

schmutzung, Überzüchtung, Haltbarmachung usw. die biologische Wertigkeit unserer Nahrungsmittel in den letzten Jahren drastisch verschlechtert. Der Anteil an Vitaminen, Mineralien, Spurenelementen und anderen bioaktiven Stoffen ist deutlich gesunken. Tatsächlich haben die Nahrungsmittel früherer Generationen im Vergleich zu heute beispielsweise noch das Sechsfache an Vitamin C enthalten. Auf diese Weise verzehren wir inzwischen mehr oxidativen Stress induzierende Lebensmittel als Elektronen liefernde reduzierte Kost.

Wenn die Darmfunktion gestört ist

Dass sich auch Fehlregulationen des Darms ungünstig auf die Gelenke auswirken können, wurde von der Gelenkforschung lange Zeit außer Acht gelassen. Schon lange wissen wir, dass der Dünndarm das größte Immunorgan des menschlichen Körpers ist, in dem rund 80 Prozent aller Abwehrzellen sitzen. Ein großer Teil dieser Abwehrzellen ist mit dem so genannten enterischen Nervensystem verbunden, das dem Darm zugerechnet wird und das neben dem zentralen und peripheren Nervensystem ein eigenes, weitgehend unabhängiges Nervensystem bildet. Mit Hilfe des enterischen Nervensystems »entscheidet« der Darm zum Beispiel, welche Nahrungsbestandteile resorbiert und welche ausgeschieden werden; ebenso finden die Auseinandersetzungen des Immunsystems mit Fremd- und Eigenstoffen unter Beteiligung des enterischen Nervensystems statt. Ein Großteil allergischer und entzündlicher Reaktionen des Körpers wird im Darm ausgelöst.

Die Grundsubstanz des Bindegewebes im Darm, das sich direkt unter der dünnen Schicht der Darmzellen befindet, nimmt eine Fläche ein, die größer ist als alle anderen Organe des Körpers zusammen. Allein die Oberfläche unseres Darms beträgt etwa 300 Quadratmeter. Im Darm existieren etwa 100 Billionen Bakterien von zirka 400 Arten, ohne die der Organismus nicht lebensfähig wäre. Heimat dieser Bakterien ist der Dickdarm, dagegen weist der Dünndarm milliardenfach weniger Bakterien auf. Eine übermäßige Besiedelung des Dünndarms, des Hauptsitzes des Immunsystems, würde seine Funktion entscheidend beeinträchtigen.

Doch leider ist eine Fehlbesiedelung (Dysbiose) des Darms mit krank machenden Bakterien oder ein übermäßiges Bakterienvorkommen im Dünndarm bei sehr vielen Menschen der Fall. Folgen dieser Fehlbesiedelung können gestörte Verdauung, fehlerhafte Aufnahme von Giftstoffen oder aber Nichtresorption wichtiger Nährstoffe sein. In diesem Zusammenhang kommen gerade den pflanzlichen Ballaststoffen (siehe Seite 60) eine elementare Bedeutung zu, denn sie sind für die Aufrechterhaltung einer gesunden Darmflora unverzichtbar. Werden diese Stoffe in einem zu geringen Maß zugeführt und/oder ist die Nahrung unausgewo-

Ökologische Produkte – biologisch wertvoll

Ungünstige Ernährungsgewohnheiten sind der eine, die verminderte Qualität der Nahrungsmittel der andere entscheidende Aspekt, weshalb unserem Organismus oft die Unterstützung versagt bleibt, die er zur Kompensation der natürlichen Alterungserscheinungen benötigt.

- Stresssituationen wie Trockenheit, Überdüngung, Einsatz von Pflanzenschutzmitteln, nährstoffarme Böden, schlechte Witterung, verfrühte Ernte, lange Transporte und Lagerungszeiten führen zu einer deutlichen Abnahme des Elektronenreichtums unserer Nahrungsmittel, wodurch ihre Radikalfänger-Eigenschaften vermindert sind.
- Die schlechte Qualität der Lebensmittel geht mit einem dramatischen Verlust der antioxidativen Wirkung einher. In einer Untersuchung verschiedener Säfte und anderer Produkte an der Fachhochschule Weihenstephan wurde festgestellt, dass schonend produzierte ökologische Produkte im Vergleich zur industriellen Massenproduktion im Allgemeinen biologisch gesehen weitaus wertvoller sind und folglich ihre antioxidative Wirkung voll entfalten können.

gen zusammengesetzt (wie z. B. zu viel Eiweiß, zu viel Fette, zu viel Weißmehl, zu wenig Stärke, zu viel Zuckerprodukte), kann sich die Darmpassagezeit (also die Zeitdauer zwischen Nahrungsaufnahme und Nahrungsausscheidung) verlängern. Auch Stressfaktoren, Essen unter Zeitdruck und mit ungenügender Verdauung, unzureichendes Kauen und übergroße Mahlzeiten können zu Fehlverdauung und Fehlbesiedelung des Darms führen. Eine ausreichende Zerkleinerung der Nahrung, die eine optimale Verwertung im Darm ermöglicht, und die Speicheleinwirkung, die durch Enzyme Schadstoffe und Schädlinge beseitigt bzw. abtötet und reflektorisch die Ausschüttung von Verdauungssäften fördert, sind wichtige, nicht zu unterschätzende Faktoren der Verdauung.

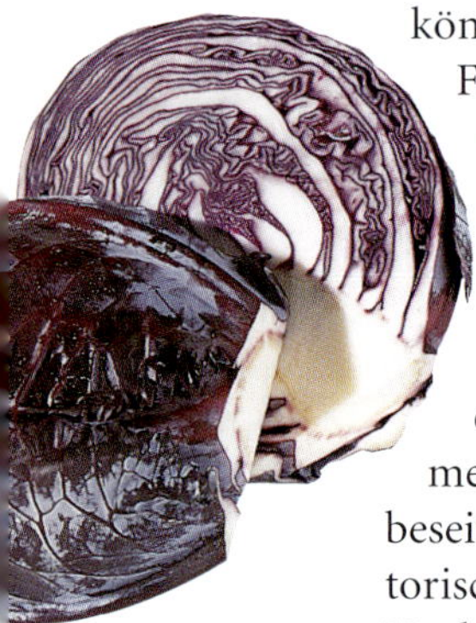

Pflanzliche Nahrung sorgt für eine gesunde Darmflora.

Darmträgheit und die Folgen für den Gelenkknorpel

Vor allem Darmträgheit fördert lange Darmpassagezeiten. Dabei geht Darmträgheit keineswegs immer mit einer chronischen Verstopfung einher, vielmehr können sich lange Passagezeiten immer wieder mit kurzen Phasen abwechseln. Somit kann eine Fehlbesiedelung von weitgehend normalem Stuhlgang, von Verstopfung, aber auch von Durchfall begleitet sein. Durch eine verlängerte Passage in einigen oder allen Darmabschnitten entstehen giftige Gärungs- und Fäulnisprodukte, die wiederum Immunreaktionen des Körpers auslösen können. Dazu gehören auch Angriffe des Immunsystems gegen körpereigene Strukturen wie Gelenkknorpel. Zudem können auch durch eine vermehrte Durchlässigkeit der Darmwand Giftstoffe aus dem Darm in die Blutbahn gelangen und sich bevorzugt in Geweben von Gelenkstrukturen ablagern, die weniger gut durchblutet sind.
Nach Meinung von Darmexperten sind bei chronischen Erkrankungen wie den degenerativen Gelenkerkrankungen nahezu immer Darmfehlregulationen beteiligt. Bewegungsmangel gilt als einer der wichtigsten Auslöser für Darmträgheit. Die Darmschlingen, die im Bereich der hinteren Bauchwand befestigt sind, liegen mehr oder weniger unbeweglich geschichtet übereinander und benötigen zu ihrer uneingeschränkten Funktion ständige Bewegungsreize. Regelmäßige körperliche Bewegung und Sport sind deshalb wichtige Maßnahmen, um die Darmtätigkeit anzuregen. Eine ausreichende Menge an Pflanzenkost (Obst, Gemü-

se und Vollkorngetreide) ist vor allem für die Zusammensetzung der Darmbakterienflora und für eine normale Darmfunktion eine wichtige Voraussetzung.

Nach 19.00 Uhr kein Obst und Gemüse mehr

Nach 19.00 Uhr sollte allerdings kein Obst und Gemüse mehr verzehrt werden, da sie lange verdaut werden müssen und zu Gärungsprozessen im Darm führen, die nachts seine Tätigkeit vermindern.

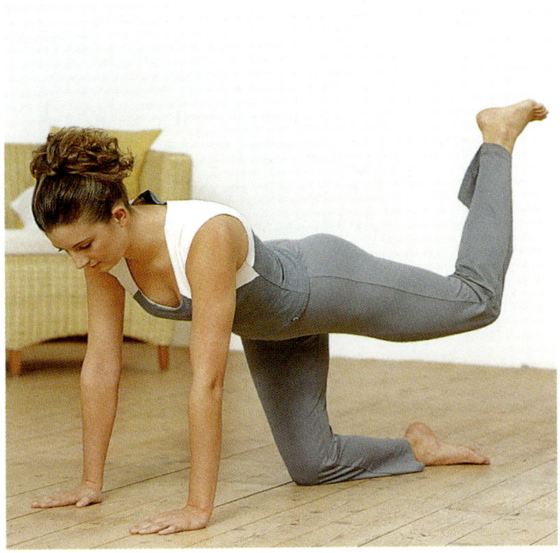

Regelmäßige Bewegung wirkt wie ein Motor für die Darmtätigkeit.

Der Säure-Basen-Haushalt

In unserem Organismus herrscht ein streng reguliertes und im Idealfall ausgeglichenes Verhältnis von Säure- und Basenanteilen, das für unsere Organe, Gewebe und Körperflüssigkeiten von wichtiger Bedeutung ist. An der Aufrechterhaltung des Säure-Basen-Gleichgewichts sind vor allem vier Puffersysteme im Blut (Hämoglobin- und Bicarbonatpuffer, außerdem Proteinat- und Phosphatpuffer) sowie die Lungen und die Nieren beteiligt. Der normale pH-Wert in Blut und Gewebe liegt im leicht basischen Bereich (das heißt knapp über einem pH-Wert von 7). Seriösen Schätzungen zufolge sind jedoch mindestens 50 Prozent, wenn nicht sogar 90 Prozent der Bevölkerung chronisch übersäuert, das heißt, ihr pH-Wert liegt unter 7. Übersäuerung, bei der also die natürliche Säure-Basen-Balance des Körpers aus dem Lot geraten ist, wird inzwischen als eine typische Zivilisationskrankheit eingeordnet, ein Zustand, der verantwortlich für die unterschiedlichsten Beschwerden sein kann, vor allem aber für entzündliche Gelenk- und rheumatische Erkrankungen. Besonders schädlich wirkt sich die chronische Übersäuerung (Azidose) auf das Bindegewebe aus.

Übersäuerung fördert Verschlackung

Zahlreiche Enzyme des Körpers arbeiten am besten in einem basischen pH-Bereich. Das gilt besonders für Enzyme, die Grundsubstanz abbauen. Befindet sich die Grundsubstanz im sauren Bereich, wird die Regenerationsfähigkeit, das heißt die Neubildung der Grundsubstanz, erheblich eingeschränkt. Normalerweise kann das Blut über die auf Seite 49 genannten Puffersysteme eine gewisse Menge Säure puffern. Wenn aber bei chronischer Übersäuerung alle basischen Pufferkapazitäten im Blut aufgebraucht sind, wehrt sich der Körper gegen die Übersäuerung. Zum einen versucht er, die überschüssigen Säuren über Darm, Niere und Haut auszuscheiden, was diese Organe auf Dauer extrem belastet. Zum anderen greift er auf seine eigenen Mineralstoffe, insbesondere auf seine Kalziumdepots zurück, um die Säuren zu neutralisieren.

Faktoren, die zur Übersäuerung führen

- **Zu hoher Eiweißkonsum** in Form von Fleisch, Fisch, Eiern und Milchprodukten führt über kurz oder lang zu einer chronischen Übersäuerung des Organismus. Ein zusätzliches Problem stellt der relativ hohe Schwefel- und Phosphorgehalt des Fleisches dar. Er trägt über eine Aktivierung des Parathormons (einem Nebenschilddrüsenhormon) dazu bei, dass den Knochen vermehrt Kalzium und Phosphor entzogen wird, und verstärkt damit den durch die Übersäuerung ohnehin in Gang gesetzten körpereigenen Kalziumabbau weiter. (Das Gleiche gilt übrigens auch für Cola-Getränke, die ebenfalls große Mengen an Phosphor enthalten.)
Als weiterer negativer Einfluss von tierischem Eiweiß auf den Organismus wird vermehrt Harnsäure produziert, die eine Verschlackung des Bindegewebes fördert. Zudem enthalten Fleisch- und Wurstwaren noch eine vierfach ungesättigte Fettsäure, die nur in tierischen Fetten vorkommt, die Arachidonsäure. Körpereigene Enzyme können Arachidonsäure in entzündungsfördernde Substanzen umsetzen, die den Gelenkknorpel angreifen und ihn schädigen.

- **Eine vermehrte Aufnahme von raffinierten Zuckern** (Glukose) in Kombination mit einem hohen Fettsäurespiegel (Industrie-Öle und -fette) verstärkt die säuernde Wirkung beträchtlich.

- **Zu wenig Bewegung** führt zu verminderter Durchblutung und als Folge zu einem Sauerstoffmangel im Gewebe. Dies bewirkt eine Säurebelastung des Körpers.

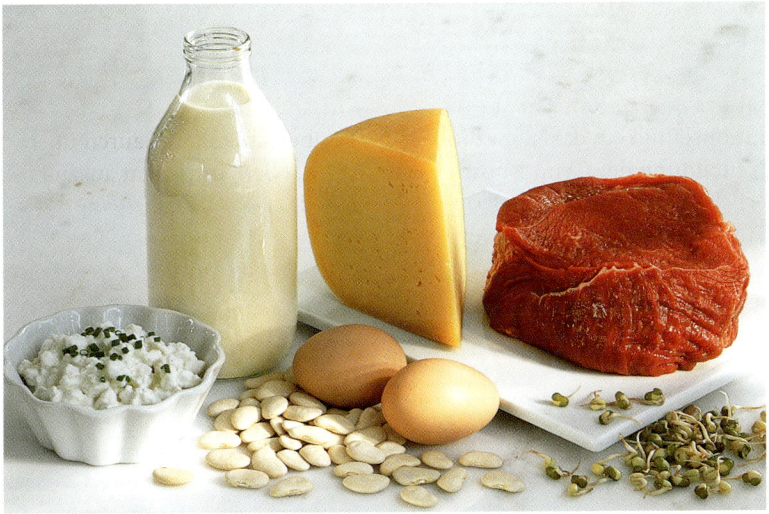

Zu viel tierisches Eiweiß fördert massiv die Übersäuerung des Bindegewebes.

Doch auch für Knochen, Knorpel und Zähne bleibt die Entmineralisierung nicht ohne Folgen. So können Zähne von Karies und Parodontose betroffen sein und Knochen anfällig für Brüche werden. Verschiedene amerikanische Studien haben ergeben, dass insbesondere Frauen durch einen hohen Verzehr an tierischem Eiweiß ein vierfach höheres Risiko haben, einen gefürchteten Oberschenkelhalsbruch zu erleiden. Gleichzeitig setzt sich ein Teufelskreis in Gang. Denn die mit körpereigenen Mineralien neutralisierten Säuren können nicht mehr abgebaut werden, sondern lagern sich im Gewebe ab und setzen so einen fatalen Verschlackungsprozess in Gang.

Die Übersäuerung setzt Verschlackungsprozesse in Gang

Dies alles vollzieht sich für den Betroffenen zunächst weitgehend unbemerkt. Irgendwann allerdings beginnt sich eine Übersäuerung durch unklare Beschwerden und Befindlichkeitsstörungen wie fehlende Energie, Schlaflosigkeit, vermehrte Infekte oder unspezifische Schmerzen bemerkbar zu machen. Bleibt das übersäuerte Milieu weiter bestehen, wächst die Gefahr, dass es zu Steuerungsfehlern im Immunsystem kommt und sich früher oder später ernsthafte chronische degenerative Erkrankungen wie Gelenkverschleiß entwickeln können. Im Übrigen geht mit einer chronischen Übersäuerung immer auch eine Erschlaffung des Bindegewebes und damit eine vorzeitige Alterung einher.

Das Bindegewebe – Mülldeponie des Körpers

So wie überschüssige Säuren können sich auch Nahrungsbestandteile wie nicht verwertbare Eiweiße, Fette oder Kohlenhydrate, aber auch Schad- und Giftstoffe im Bindegewebe als Schlacken ansammeln. Wie auf Seite 20 dargelegt, erfolgt über die Grundsubstanz des Bindegewebes die Ernährung der Zellen. Stoffe, die die Zellen nicht verbrauchen können, verbleiben in den Zellzwischenräumen.
Eine wichtige Rolle bei der Speicherung von Abfallstoffen spielen die bereits erwähnten Proteoglykane in der Grundsubstanz (siehe Seite 20). Sie ähneln winzigen Bürstchen, in denen Moleküle regelrecht »hängen« bleiben. Damit sie letztlich über das lymphatische System abtransportiert werden können, benötigen sie Wasser – fehlt ihnen Flüssigkeit und sind sie ohnehin bereits überladen, verklumpen sie und blockieren damit die Entgiftung. Zunächst dient die Ablagerung der nicht verbrauchten Stoffe in der Grundsubstanz dem Schutz der Zellen vor schädlichen und überflüssigen Substanzen. Bei dauerhafter Fehl- und Überernährung nimmt das Bindegewebe schließlich die Funktion

Viel Wasser trinken

Übersäuerung vorbeugen

- Die wichtigste Ernährungsempfehlung lautet: Wenig(er) Fleisch und wenig(er) Wurst verzehren.
- Weniger Kaffee trinken: Kaffee führt zu einer Übersäuerung des Körpers und zu einem Kalziumverlust, der wiederum einen beschleunigten Abbau von Knochensubstanz zur Folge hat.
- Osteoporosepatienten sollten zusätzlich Kalzium, Vitamin D und C einnehmen, da sie positiv auf den Muskelstoffwechsel wirken.
- Das Spurenelement Bor einnehmen: Ihm wird ein knochenschützender Effekt zugesprochen.
- Mehr Sojaprodukte essen: Da sie besonders reich an Phyto-Östrogenen sind, können sie die Knochendichte erhöhen. Zugleich helfen Sojaprodukte dem Bindegewebe, sich zu regenerieren.
- Verschiedene Untersuchungen haben ergeben, dass regelmäßige Saunabesuche basisch wirken und daher die Säurebelastung des Körpers verringern können. Ebenso können arthrotische Gelenkschmerzen durch regelmäßige Saunabesuche gelindert werden.

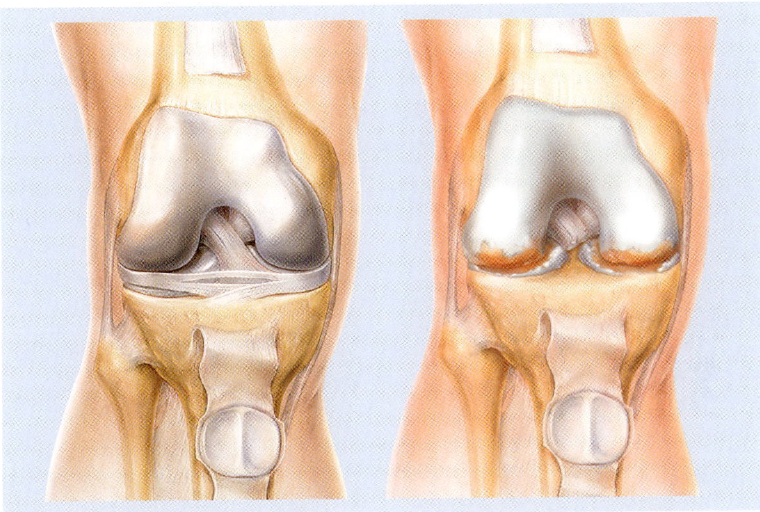

Das Kniegelenk rechts zeigt deutlich Verschleißerscheinungen. Schmerzen müssen aber nicht sein.

einer »Mülldeponie« des Körpers an. Eben diese Verschlackung führt über kurz oder lang zu einer deutlichen Beeinträchtigung der Zellfunktionen einschließlich ihrer Versorgung mit Nährstoffen und Sauerstoff sowie der Entsorgung verbrauchter Substanzen. Gleichzeitig wird die Funktion des Bindegewebes und der für Störungen besonders empfindlichen Gelenkstrukturen zunehmend eingeschränkt. So wird der Verschleißprozess in Gang gesetzt, der, wenn nicht rechtzeitig Gegenmaßnahmen eingeleitet werden, immer weiter fortschreitet, bis er schließlich die ersten Beschwerden hervorruft.

Gestörte Zellfunktionen fördern Gelenkverschleiß

Doch wie äußern sich eigentlich die ersten Verschleißerscheinungen an einem Gelenk?

Arthrose – nicht immer schmerzhaft

Komplizierte Systeme halten das Gleichgewicht zwischen Knorpelauf- und -abbau aufrecht. Erste Erscheinungen eines Knorpelverschleißes lassen sich in der Regel nur auf zellulärer Ebene nachweisen, und zwar lange bevor das Röntgengerät Schäden erkennen kann. Kleine Verletzungen, aber auch enzymatische und hormonelle Ungleichgewichte, Übersäuerung, vermehrte Oxidationsprodukte, eine Erhöhung entzündlicher Stoffe, ein Mangel an bestimmten Vitaminen, Mineralien oder Spurenelementen – einzeln oder gemeinsam können diese Faktoren einen Verschleißprozess einleiten bzw. verstärken.

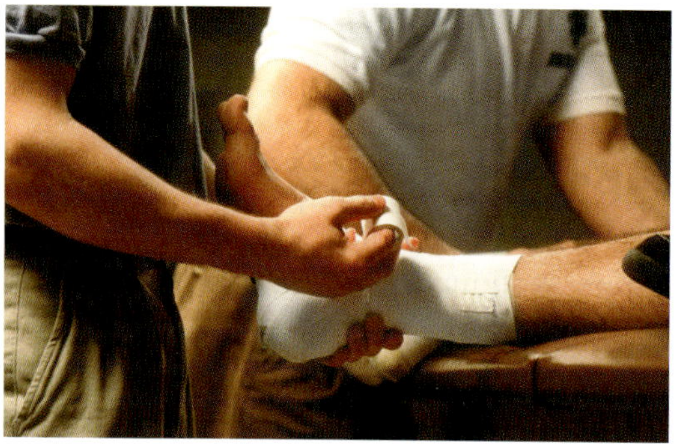

Kühlende Quarkwickel lindern Gelenkschmerzen.

Häufig wird eine Arthrose eher zufällig im Rahmen einer Röntgenuntersuchung festgestellt. Dabei kommt die Diagnose für viele oft überraschend, da sie bis dahin niemals Beschwerden verspürt hatten. Ja, es kommt sogar nicht selten vor, dass die Betroffenen trotz eines eindeutigen Röntgenbefundes auch später keine Gelenkschmerzen haben. So haben verschiedene Untersuchungen ergeben, dass sich bei etwa zehn Prozent der 40-jährigen Frauen Zeichen einer Arthrose im Bereich der Hand, bei 70-jährigen über 70 Prozent nachweisen lassen. Doch traten nur bei etwa drei bis fünf Prozent typische Arthrosebeschwerden auf.

Klinische Zeichen der Arthrose

Typische Krankheitsanzeichen einer Arthrose sind mehr oder weniger heftige Schmerzen in dem betroffenen Gelenk, die bevorzugt in Ruhe und/oder in der Nacht, aber auch nach Belastung auftreten. Charakteristisch ist auch eine Beeinträchtigung der Funktionsfähigkeit, durch die beispielsweise die Beweglichkeit des Gelenks, aber auch seine Belastungsfähigkeit etwa beim Aufstehen (z. B. aus dem Bett oder vom Stuhl), beim Treppensteigen oder Sporttreiben zunehmend eingeschränkt ist. Zudem können Gelenkgeräusche wie Knacken, Reiben oder Knirschen auftreten. Darüber hinaus kann das Gelenk im Bereich der Weichteile angeschwollen sein und damit vergrößert erscheinen. Besteht der Verschleiß schon länger, können eventuell auch knöcherne Vorsprünge ertastet werden. Im Inneren des Gelenks kann sich ein Erguss ausbilden. Nicht selten büßt die gelenkumgebende Muskulatur an Kraft ein und verspannt schmerzhaft.

Knorpelabrieb destabilisiert das Gelenk

In den fortgeschrittenen Stadien führt der Knorpelabrieb zur Verkleinerung des Gelenkspalts, in deren Folge die Bänder quasi zu lang für das nun kleinere Gelenk sind und deshalb ihre Haltefunktion nicht mehr genügend ausüben können. Das Gelenk wird instabil. Dabei können die zum Gelenk gehörigen Knochen aus ihrer Belastungsachse abweichen, was zu Deformationen führt.

Den Knorpel regenerieren

Die Regeneration von Knorpel ist ausschließlich Sache der Knorpelzellen (Chondrozyten). Diese reagieren auf die ersten Verschleißerscheinungen mit einer erhöhten Syntheseleistung, das heißt Knorpelaufbau. Auch wenn in diesem Anfangsstadium der Betroffene keine Beschwerden verspürt – diese stellen sich oft erst Jahre oder Jahrzehnte später ein –, ist es von entscheidender Bedeutung, den Körper mit speziellen Gesundheitsstrategien und einer zusätzlichen Zufuhr bestimmter Substanzen zu unterstützen (siehe Seite 73). Nur so kann fatalen Folgeerscheinungen vorgebeugt werden.
Auch bei einer bereits fortgeschrittenen Arthrose versuchen die Knorpelzellen, vermehrt Grundsubstanzkomponenten wie Kollagen II und VI, aber auch Kollagenasen zu produzieren und auf diese Weise Reparaturprozesse einzuleiten. Auch hier kann die Zufuhr bestimmter Substanzen (siehe Seite 78) eine begrenzte Knorpelregeneration in Gang setzen bzw. unterstützen. Dieser von den Knorpelzellen hergestellte »Knorpel« ist jedoch mit dem ursprünglichen gesunden Knorpelgewebe nicht zu vergleichen. Tatsächlich handelt es sich dabei um minderwertiges Gewebe, das etwa mit Vernarbungen vergleichbar ist. Knorpelzellen sind nicht in der Lage, einen neuen, funktionsfähigen Knorpel herzustellen. Ein einmal geschädigter Knorpel kann – zumindest bislang – nicht wiederhergestellt werden!

Geschädigter Knorpel ist nicht reparierbar

Stadien der Arthrose

Die Mediziner unterscheiden zwischen »stummer«, »manifester« und »aktivierter« Arthrose.

- Für die stumme oder latente Arthrose ist charakteristisch, dass zwar degenerative Veränderungen im Röntgenbild zu erkennen sind, der Betroffene jedoch keine Beschwerden verspürt oder das Gelenk in seiner Funktion nicht beeinträchtigt ist.
- Verursacht ein Gelenk Schmerzen und/oder ist seine Beweglichkeit eingeschränkt, liegt in der Regel eine manifeste Arthrose vor.
- Besonders schmerzhaft ist eine aktivierte Arthrose, die durch akute Entzündungsreaktionen der Gelenkschleimhaut gekennzeichnet ist und mit Kniegelenkschwellungen, Gelenkergüssen und einer eingeschränkten Bewegungsfähigkeit des Gelenks einhergeht.

Strategien für junge Gelenke

Arthrose – noch nicht völlig heilbar

Um es gleich vorweg zu sagen: Weder gibt es »die vorbeugende Strategie« oder »die eine Therapie« gegen Arthrose, noch ist eine vollständige Heilung möglich – auch wenn die Presse, mitunter auch einige Ärzte und Therapeuten oft gern das Gegenteil behaupten. Richtig ist: Inzwischen haben sich einige Verfahren bewährt, mit denen eine Verbesserung der Knorpelregeneration erzielt und der fatale Prozess der Gelenkschädigung verlangsamt, im Idealfall sogar gestoppt werden kann. Hierbei gilt es jedoch zu unterscheiden zwischen erprobten und durch eindeutige Studienergebnisse untermauerten Therapieansätzen und neuartigen, von den Medien als »sensationell« gepriesenen Behandlungsmethoden, deren Wirksamkeit höchst zweifelhaft und wissenschaftlich nicht belegt ist.

Die Behandlungen richtig kombinieren

Welche Kombination der verschiedenen Therapieansätze im Einzelfall am besten geeignet ist, kann letztlich nur der behandelnde Arzt entscheiden. Denn als ein »offenes biologisches System« reagiert jeder Mensch unterschiedlich auf krank machende Faktoren – und folglich auch unterschiedlich auf verschiedene therapeutische Vorgehensweisen.

Je früher, desto besser

Je früher Sie mit einer Umstellung Ihrer Lebensweise beginnen, umso größer ist die Chance, dass Sie im Alter gesund bleiben. Schon Kinder sind während der Wachstumsphase auf eine ausreichende Versorgung mit allen Nährstoffen angewiesen. Zudem kann ein Nährstoffdefizit im Kindesalter späteren Knochen- und Gelenkerkrankungen Vorschub leisten. Frühzeitig begonnener Sport, der die Gelenke regelmäßig belastet und für einen optimalen Knorpelstoffwechsel sorgt, wirkt der Entwicklung von degenerativen Erkrankungen entgegen. Ein gut entwickelter Muskel-Sehnen-Apparat und eine optimale Gelenkkoordination beugen erwiesenermaßen Gelenkverletzungen, die mit zu den häufigsten Auslösern von Arthrosen gehören, vor.

Bewegung unterstützt den Knorpelstoffwechsel

Richtige Ernährung bei Arthrose

Schon seit langem ist bekannt, dass zwischen Gesundheit und Ernährung ein enger Zusammenhang besteht. So empfahl bereits Hildegard von Bingen vor mehr als 1000 Jahren eine Ernährungsumstellung bei Gelenk- und anderen Erkrankungen. Inzwischen gilt es als gesichert, dass die Entstehung vieler Zivilisationskrankheiten durch jahrelange Ernährungsfehler begünstigt wird; umgekehrt kann eine ausgewogene Ernährung bzw. die gezielte Versorgung mit gesundheitsfördernden Nahrungsinhaltsstoffen den Organismus vor Krankheiten schützen und bereits bestehende Gesundheitsstörungen lindern oder sogar beseitigen.

Letzteres trifft besonders auf Gelenkerkrankungen zu: So liegen zahlreiche Berichte von arthrosegeplagten Patienten vor, deren Leiden sich durch eine Veränderung ihrer Ernährungsgewohnheiten deutlich gebessert haben – Erfahrungen, die durch neueste Erkenntnisse in der Ernährungswissenschaft und Bindegewebsforschung bestätigt werden. Danach muss eine Ernährungsumstellung vor allem darauf abzielen, die Angriffe auf das Bindegewebe durch die beiden Hauptaggressoren, den oxidativen Stress und die Übersäuerung, zu unterbinden. Zwar benötigt ein verschlacktes Bindegewebe einige Wochen und sogar Monate,

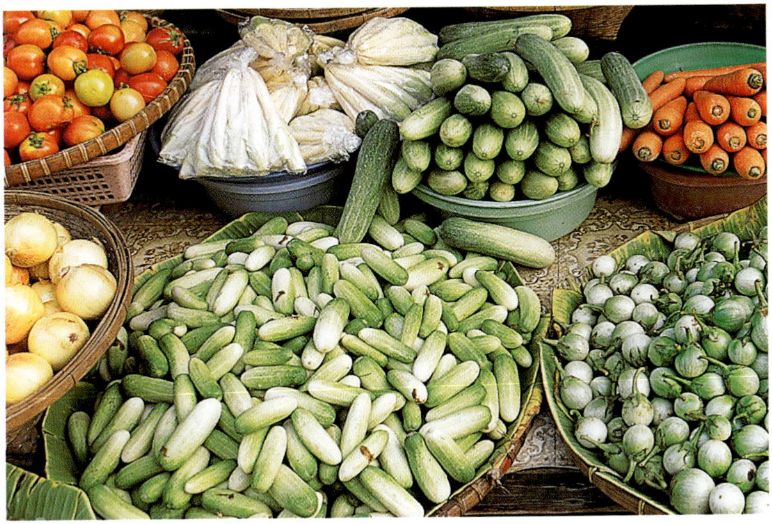

Viel Obst und Gemüse als Schutz des Bindegewebes vor oxidativem Stress.

Neue Blutuntersuchungen erleichtern frühzeitige Diagnose

Sobald sich Gelenkbeschwerden, Anlaufschmerzen, Morgensteifigkeit oder Gelenkschwellungen, besonders in Kombination mit den dargestellten Risikofaktoren (siehe Seite 34), bemerkbar machen, sollten Sie sich von einem Gelenkspezialisten untersuchen lassen. Die frühzeitige Diagnose ist wichtig für eine gezielte Therapie. Neu entwickelte Blutuntersuchungsverfahren zur Beurteilung des Knorpelstoffwechsels (wie COMP = Cartilage Oligomeric Matrix Protein) lassen Knorpelschäden wesentlich frühzeitiger erkennen als die Kernspintomographie oder die konventionelle Röntgendiagnostik. Die Entwicklung derartiger Biomarker von Knorpelschäden steht erst noch am Anfang und lässt weitere baldige Erfolge erhoffen.

um vollständig gereinigt zu werden, doch wer konsequent an seinen veränderten Ernährungsgewohnheiten festhält, schafft über kurz oder lang die notwendige Voraussetzung, damit sich das Bindegewebe wieder regenerieren und seiner Funktion als Transitstrecke für Nähr- und Schlackenstoffe gerecht werden kann.

Besteht eine ausgeprägte Arthrose, steht vor allem die Eindämmung von Faktoren im Vordergrund, die entzündliche Schübe auslösen und damit den Krankheitsprozess beschleunigen. Hier haben sich ähnliche Ernährungsprinzipien bewährt, die als begleitende Maßnahme zur Behandlung einer rheumatoiden Arthritis eingesetzt werden.

Entzündliche Schübe beschleunigen den Krankheitsprozess

Bei ausgeprägten Arthroseformen ist es sinnvoll, versuchsweise bestimmte Substanzen nicht mehr zu verzehren und diese über das Beschwerdenbild zu bestimmen. Dieses Vorgehen verlangt Geduld und Ausdauer, da die einzelnen Substanzen nach und nach aus dem Speiseplan verbannt werden (Eliminationsdiät).

Bioaktive Substanzen

Bioaktiv bedeutet, dass die Substanzen gesundheitsfördernd wirken. Im Gegensatz zu den Nährstoffen liefern sie jedoch keine Energie und Proteinbausteine; ebenso haben sie keine Vitamin- und Mineralstofffunktion.

Ein Mangel an bioaktiven Substanzen mit ihren vielfältigen Schutzwirkungen führt zu Angriffen auf das Bindegewebe und den Gelenkknorpel, der danach in seiner Belastungsfähigkeit immer mehr eingeschränkt wird.

Sekundäre Pflanzenstoffe

Pflanzenschutzstoffe helfen auch uns

Sie werden von den Pflanzen als Schutz- und Abwehrstoffe gebildet, um Krankheiten, Krankheitserreger und andere krank machende Faktoren abzuwehren, oder als Wachstumsfaktoren, als Farbstoffe, die wiederum zur Abwehr oder Anlockung dienen. Zudem regulieren sie verschiedene Prozesse wie das Wachstum. Deshalb werden sie auch Pflanzenschutzstoffe genannt, wobei ihre Schutzwirkung auch dem menschlichen Organismus zugute kommt. In den Pflanzen kommen diese Stoffe zum Beispiel in Kernen, Samen oder im Fruchtfleisch nur in geringen Konzentrationen vor.

Die sekundären Pflanzenstoffe sind bislang massiv unterschätzt worden. Derzeit wird ihre Anzahl auf etwa 100 000 geschätzt, allerdings sind von ihnen erst knapp die Hälfte identifiziert.
Inzwischen weiß man, dass sekundäre Pflanzenstoffe unter anderem gegen Krebs wirken, verschiedene Schadstoffe eliminieren helfen, Bakterien bekämpfen sowie regulierend auf den Blutdruck, die Verdauung, den Zucker- und Cholesterinstoffwechsel wirken.
Besonders das Bindegewebe profitiert von den gesundheitsfördernden Wirkungen der sekundären Pflanzenstoffe.
Aber auch wenn bereits Gelenkerkrankungen bestehen, kann die gezielte Versorgung mit sekundären Pflanzenstoffen wichtige Dienste leisten.

Vorkommen sekundärer Pflanzenstoffe

- Phytosterine: in fettreichen Pflanzensamen, wie Nüssen
- Saponine: besonders in Hülsenfrüchten wie Soja
- Glucosinolate: in Senf, Meerrettich, Kohl
- Polyphenole wie Lignine, Lignane, Flavonoide, Cumarine, Phenolsäuren, Hydroxyzimtsäuren: in Gemüse, Obst, Rotwein, grünem Tee
- Carotinoide: in Obst, Gemüse
- Monoterpene: in Pfefferminze, Kümmel
- Phyto-Östrogene: in Hülsenfrüchten, Leinsamen
- Sulfide: in Knoblauch, Lauch, Zwiebeln
- Protease-Hemmer: in Hülsenfrüchten

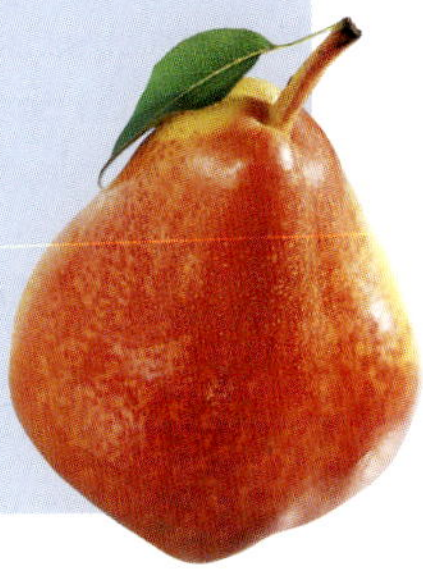

Eigenschaften der sekundären Pflanzenstoffe

- **Ihre antioxidative Wirkung**, das heißt, sie fangen gefährliche Radikalbildner ab.
- **Ihre positive Beeinflussung des Immunsystems**, denn sie können Angriffe des Immunsystems auf körpereigene Substanzen des Bindegewebes reduzieren.
- **Ihre entzündungshemmende Wirkung**, wobei sie vor allem jene entzündlichen Prozesse hemmen, die sich besonders oft im Bindegewebe abspielen und gerade Gelenkstrukturen schädigen können.

Das Antioxidans OPC

Unter den sekundären Pflanzenstoffen kommt vor allem dem so genannten oligomeren Procyanidin (OPC), das zu den Flavonoiden (Polyphenolen) gehört, eine wichtige Rolle zu, da es eine besonders ausgeprägte antioxidative Wirkung besitzt. OPC ist in vielen Pflanzen enthalten, vornehmlich in den Schalen, Rinden, Kernen und anderen hölzernen Bestandteilen. Da sich OPC auch in den Schalen und Kernen von roten Trauben findet, verdankt roter Traubensaft und vor allem Rotwein dem OPC seinen Ruf als gesundes Getränk. An dieser Stelle sei jedoch ausdrücklich darauf hingewiesen, dass Rotwein nur dann seine gesundheitsfördernde Wirkung entfaltet, wenn er in Maßen getrunken wird. Ein Zuviel an Alkohol – besonders bei einem regelmäßig hohen Alkoholkonsum – bedeutet immer auch oxidativen Stress, eine massive Kalorienzufuhr und über kurz oder lang unter Umständen auch irreparable Organschäden. OPC ist in Kapselform erhältlich.

Etwas Rotwein ist gesund – dank OPC

Ballaststoffe – kein unnötiger Ballast

Ballaststoffe erfüllen für die Pflanzen unterschiedliche Funktionen. Jene Ballaststoffe, die sich beispielsweise in den Außenhüllen einer Pflanze befinden, wirken als Grundgerüst oder Puffer (»Pflanzengummi«); schleimartige Ballaststoffe schützen die Pflanze vor dem Austrocknen (»Pflanzenschleim«). Bekannte Ballaststoffe sind z. B. Zellulose, Lignin und Pektin. Chemisch gesehen, werden die meisten Ballaststoffe den Kohlenhydraten zugerechnet, weil sie aus einzelnen Zuckereinheiten aufgebaut sind. Wichtigste Quellen für Ballaststoffe sind Gemüse, Obst, Vollkorngetreide, Samen und Nüsse.

Ballast lässt den Darm arbeiten

Dagegen enthalten z. B. Weißmehlprodukte keine Ballaststoffe. Dass Ballaststoffe auch eine gesundheitsfördernde Wirkung haben, wurde von den Ernährungswissenschaftlern früher nicht zur Kenntnis genommen. Heute weiß man um ihre Bedeutung für den menschlichen Organismus und insbesondere für den Darm. Ballaststoffe können von den Verdauungsenzymen nicht aufgeschlossen werden. Erst im Dickdarm werden sie teilweise von den Darmbakterien abgebaut; die dabei entstehenden Stoffwechselprodukte schützen unter anderem gegen Dickdarmkrebs. Trotz ihrer zahlreichen gesundheitsfördernden Eigenschaften ernähren sich immer noch viele Menschen aus Unkenntnis ballaststoffarm. Dabei bewirken Ballaststoffe unter anderem ein schnelleres Sättigungsgefühl und schützen somit auch vor zu großen Kalorienmengen. Gleichzeitig vermindern sie die Fettresorption, was unserer in der Regel eindeutig zu hohen Fettaufnahme zugute kommt. Ballaststoffe beschleunigen die Passagezeit im Darm, verbessern die Resorption bestimmter Stoffe und verhindern die Aufnahme von giftigen und Krebs erzeugenden Substanzen im Darm. Darüber hinaus haben sie eine positive Wirkung auf das Immunsystem. Und schließlich sind sie auch zur Erhaltung eines gesunden Bindegewebes unerlässlich.

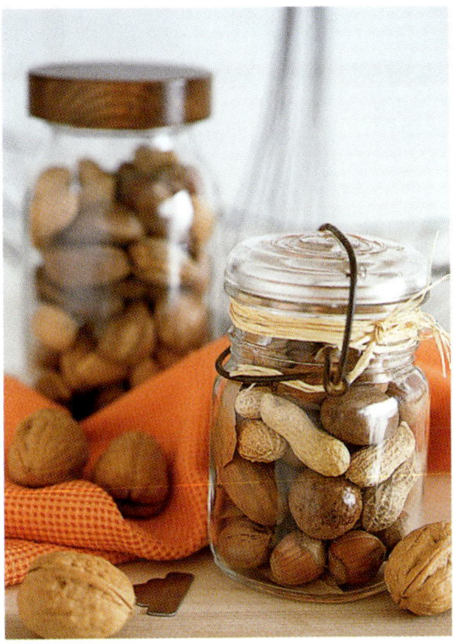

Nüsse – wichtige Quelle für Ballaststoffe.

Vitamine – Bio-Kur für Gelenke und Bindegewebe

Vitamine müssen dem Körper vor allem über die Ernährung zugeführt werden, da er sie – bis auf Vitamin D – nicht selbst produzieren kann. Dabei muss jeder Stoff in ausreichender Menge vorhanden sein – wenn nur eine dieser Substanzen fehlt, ist der reibungslose Ablauf des gesamten Stoffwechsels gefährdet.

Vitamin A

Vitamin A spielt ebenso wie Vitamin C eine wichtige Rolle bei der

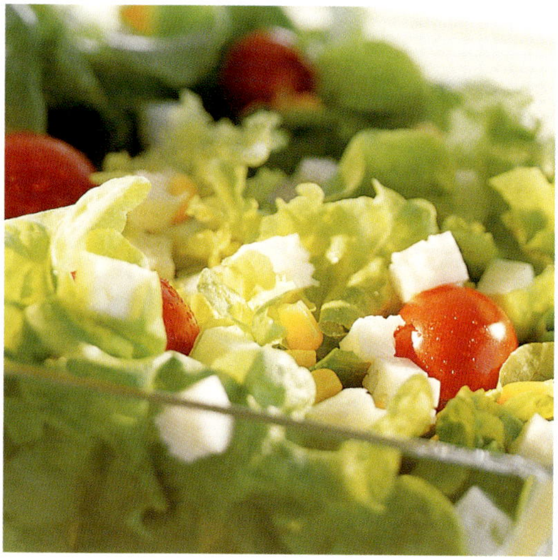

Bunter Sommersalat – Schutzstoffe mit jeder Gabel.

Synthese und Regulation der Grundsubstanz; zugleich gilt es zusammen mit den Vitaminen C und E als wichtiges Antioxidans der Grundsubstanz. Darüber hinaus ist Vitamin A am Knochenwachstum beteiligt und wirkt entzündungshemmend. Vitamin-A-Mangel soll Knorpelschäden verursachen können.

Eine proteinreiche Nahrung kann den Vitamin-A-Bedarf deutlich ansteigen lassen. Enthalten ist es in Hühnerei, Butter oder Milch.

- Dosierung pro Tag: Da Vitamin A zu den fettlöslichen Vitaminen gehört, kann es sich – wie auch die Vitamine D, E und K – im Körper anreichern. Deshalb sollte die von der DGE (Deutsche Gesellschaft für Ernährung) empfohlene Tagesmenge von ca. 1 Milligramm nicht unbedingt um mehr als das Doppelte überschritten werden; einige Orthomolekularmediziner empfehlen Dosierungen von 5 Milligramm.

Beta-Carotin

Beta-Carotin ist eine Vorstufe von Vitamin A, die Umwandlung wird im Körper vorgenommen. Als Antioxidans des Körpers nimmt Beta-Carotin ebenfalls eine wichtige Stellung ein. Um den Körper vor freien Radikalen zu schützen, wird besonders die zusätzliche Einnahme von Beta-Carotin in Form von gelborangem Gemüse wie Möhren und Früchten empfohlen.

- Dosierung pro Tag: 6 Milligramm (DGE: 2 Milligramm täglich).

Vitamin-B-Komplex

Alle Vitamine der B-Familie haben als Bestandteile von Enzymen eine ganz spezielle Bedeutung für den Stoffwechsel, wobei der Energiestoffwechsel des gesamten Nervensystems ihr wichtigster Wirkungsbereich ist. So beschleunigen und stabilisieren die Vitamine B_1, B_6 und B_{12} den Transport im Bereich der Nervenleitungen und haben somit einen günstigen Einfluss auf die Nervenfunktionen. Besteht eine Gelenkerkrankung, können Vita-

Nervenfutter lindert Gelenkschmerzen

mine des B-Komplexes das Schmerzgeschehen positiv beeinflussen. Relative Mangelerscheinungen können häufig auftreten.

- Dosierung pro Tag: Vitamin B_1 5 bis 50 Milligramm (DGE: 1,1 bis 1,6 Milligramm), Vitamin B_6 5 bis 50 Milligramm (DGE: 1,6 bis 1,8 Milligramm), Vitamin B_{12} 5 bis 10 Mikrogramm (DGE: 3,0 Mikrogramm).

Im Übrigen sollte der B-Komplex auch Folsäure (Vitamin B_9) enthalten.

- Dosierung pro Tag: 0,4 Milligramm.

Vitamin B_3 (Niacin/Niacinamid)

Auch Vitamin B_3 spielt eine bedeutende Rolle im antioxidativen System des Körpers. Zudem ist es nötig für die Funktion von vielen Enzymen. Vor allem aber hat sich Vitamin B_3 zur Linderung von Arthroseschmerzen sowie zu einer Verbesserung der Gelenkbeweglichkeit bewährt – von diesem Effekt profitieren vor allem Patienten, die unter Kniegelenksarthrose leiden.

Vitamin B_3 kommt in Lebensmitteln, etwa in Vollkornprodukten, Champignons, Huhn, Tunfisch oder Heilbutt, in zwei Formen vor: als Niacinamid und Nikotinsäure. Beide können dann vom Körper in die stoffwechselaktive Form Niacin, also in Vitamin B_3, umgewandelt werden.

- Dosierung zur Linderung von akuten Arthrosebeschwerden (nur unter ärztlicher Aufsicht): Es empfiehlt sich, zu Beginn zweimal täglich 500 Milligramm einzunehmen und die Dosis dann auf dreimal 1000 Milligramm pro Tag zu steigern.

Ist eine Wirkung eingetreten, ist die Einnahme auf eine Erhaltungsdosis von ca. 100 Milligramm pro Tag zu reduzieren.

Pantothensäure (Vitamin B_5)

Pantothensäure wird im Körper in das so genannte Coenzym A umgewandelt, dem wiederum eine zentrale Rolle im Energiehaushalt der Zelle zukommt. Inzwischen weiß man, dass ein Mangel an Pantothensäure zu Arthrose bzw. Arthritis führen kann; ebenso haben Patienten mit einer bestehenden Gelenkerkrankung oft einen erhöhten Bedarf an Pantothensäure. Generell sind die Beschwerden einer Arthrose umso ausgeprägter, je schlimmer die Mangelerscheinungen sind. Pantothensäure ist enthalten in Sojabohnen, Erdnüssen, gelben Erbsen, Brokkoli, Wassermelone, Naturreis oder Hummer. Für Menschen mit chronischen Gelenkbeschwerden ist die gezielte Einnahme von Pantothensäure

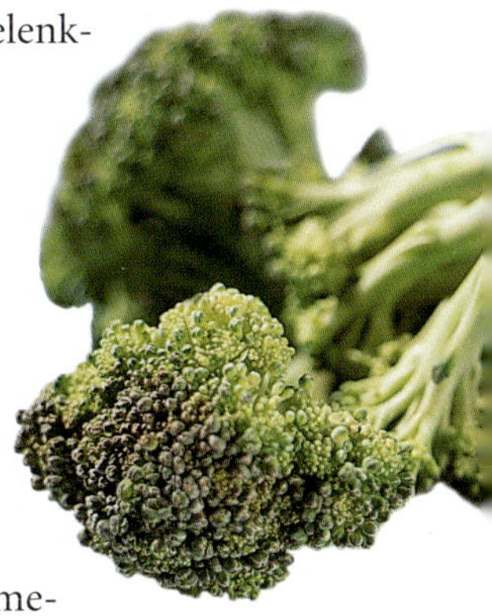

Brokkoli ist reich an Pantothensäure.

– am besten zusammen mit einem Vitamin-B-Komplex – so gut wie immer empfehlenswert.

- Dosierung: zweimal täglich 12,5 Milligramm (DGE: 6 Milligramm täglich).

Vitamin C

Vitamin C ist das bedeutendste Oxidationsschutzvitamin der Bindegewebsgrundsubstanz.
So hat Vitamin C unter anderem die wichtigen Aufgaben, die ständige Entzündungsbereitschaft des Bindegewebes unter Kontrolle zu halten und Sauerstoffradikale unschädlich zu machen. Außerdem hängt die Synthese der Grundsubstanz mit Kollagenen und Elastin (PG/GAG; siehe Seite 21) wesentlich davon ab, ob ausreichende Mengen an Vitamin C zur Verfügung stehen. Und schließlich regt Vitamin C die Knorpelproduktion bzw. -regulation an. Vitamin-C-Mangel kann daher einen Gelenkverschleiß fördern bzw. auslösen; Kollagen und Elastin werden zerstört und Zellmembranen angegriffen.
Raucher haben übrigens einen erheblich geringeren Vitamin-C-Spiegel im Vergleich zu Nichtrauchern und damit einen wesentlich höheren oxidativen Stress. Um dies auszugleichen, müssen sie mehr als die doppelte Menge an Vitamin C mit der Nahrung aufnehmen.
Durch den Verzehr von Sanddorn, Hagebutten, Schwarzen Johannisbeeren, Paprikaschoten, Kartoffeln, Kiwi, Erdbeeren, Brokkoli, Zitronen, Orangen oder Grapefruit versorgen Sie sich mit Vitamin C.

- Dosierung pro Tag: 500 bis 1000 Milligramm (am besten als Calciumascorbat). Da diese Menge nicht über die tägliche Ernährung abgedeckt werden kann, kann die Zufuhr praktisch nur über Vitamin-C-Präparate erfolgen. Die Einnahme von künstlich hergestelltem Vitamin C sollte jedoch nicht dazu verleiten, auf natürliche Vitamin-C-Quellen zu verzichten – sie sind immer noch die effektivste Form der Vitamin-C-Zufuhr.

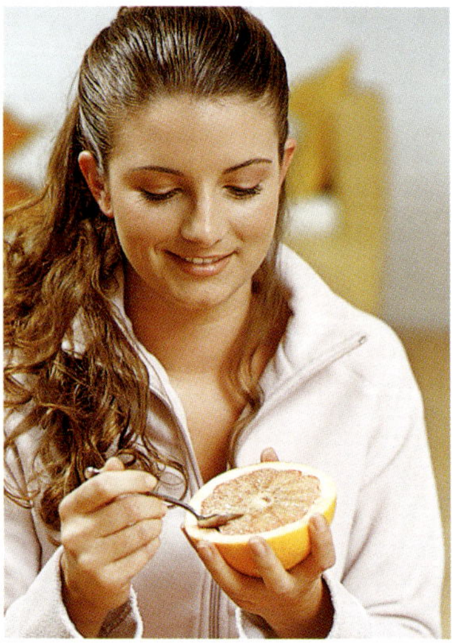

Obst, roh genossen, liefert reichlich Vitamin C.

Vitamin C in Obst und Gemüse: effektiver als Präparate

Vitamin D

Vitamin D – das Knochen-Vitamin

Vitamin D ist – ebenso wie der Mineralstoff Kalzium – unerlässlich für den Knochenaufbau in der Kindheit und die Erhaltung der Knochendichte und -stärke im Erwachsenenalter. Zudem fördert Vitamin D die Aufnahme von Kalzium aus der Nahrung und vermehrt die Kalziumspeicher im Körper. Ebenso ist Vitamin D wichtig für die Mineraleinlagerung in den Zähnen und wirkt positiv auf den gesamten Muskelstoffwechsel.
Vitamin D wird vom Körper unter dem Einfluss von Sonnenlicht in der Haut und Leber hergestellt. Menschen, die viel Zeit im Freien bei Sonnenlicht verbringen, haben daher fast nie einen Mangel an Vitamin D. Zur Vorbeugung eines Vitamin-D-Mangels genügt es also im Allgemeinen, wenn man an mehreren Tagen der Woche Hände, Arme und Gesicht für zehn bis 15 Minuten dem Sonnenlicht aussetzt. Intensivere Vorkehrungen sollten dagegen Personen treffen, die im Lauf ihres Lebens ein erhöhtes Risiko für Knochen- und Gelenkerkrankungen erworben haben. Zudem soll Vitamin D den Arthroseprozess verlangsamen können. Hier empfiehlt sich die Beratung mit einem für Knochen- und Skeletterkrankungen zuständigen Arzt (z. B. einem Orthopäden oder Endokrinologen). Neben Sonnenlicht können Sie sich über Hühnerei, Tunfisch, Lachs oder Lebertran mit Vitamin D versorgen.

- Dosierung zur Vorbeugung von Knochen- und Gelenkerkrankung pro Tag: 5 bis10 Mikrogramm (DGE: 5 Mikrogramm täglich).

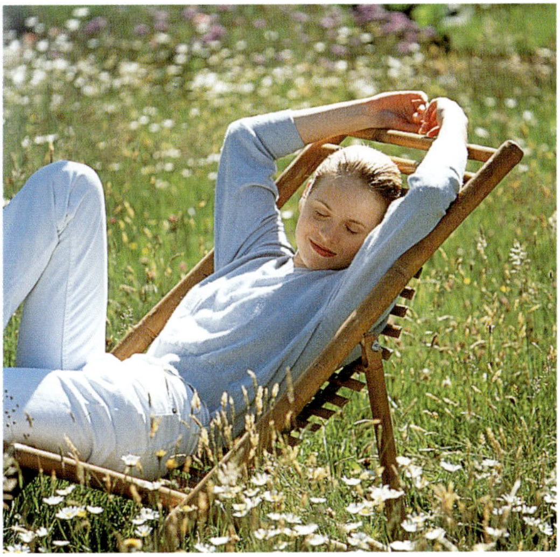

In der Sonne ruhend Vitamine tanken, bei Vitamin D sogar nötig.

Vitamin E

Vitamin E ist das wichtigste fettlösliche Antioxidans des Körpers. Außerdem spielt es bei der Regulation des Bindegewebes eine wichtige Rolle und gilt als natürlicher »Blutverdünner«, da es unter anderem die Wirkung des Blutgerinnungsproteins verlang-

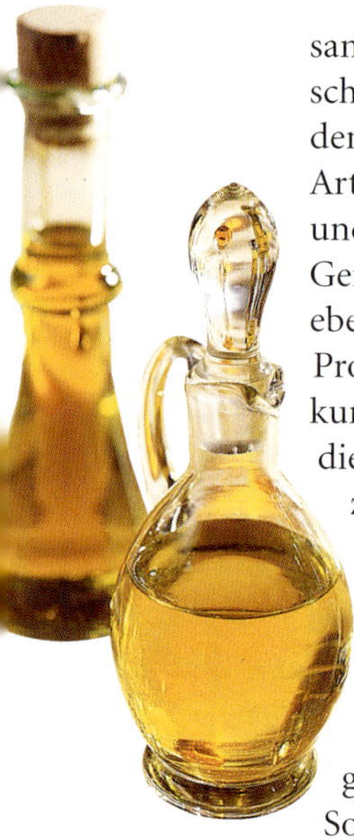

samt. Inzwischen konnte in verschiedenen Studien bestätigt werden, dass Vitamin E gerade bei Arthrose entzündungshemmend und schmerzlindernd wirkt. Generell hat sich Vitamin E – ebenso wie Vitamin C – zur Prophylaxe gegen Gelenkerkrankungen bewährt. Dabei kann die Wirkung durch die gleichzeitige Zufuhr des Mineralstoffs Selen (siehe Seite 67) gesteigert werden.
Gute Quellen für Vitamin E sind Pflanzenöle mit einem hohen Anteil an mehrfach ungesättigten Fettsäuren, wie Sonnenblumen- und Distelöl, sowie Weizenkeime, Avocados oder Vollkornprodukte.

Vitamin E, etwa in Sonnenblumenöl, lindert Arthroseschmerzen.

- Dosierung: Als Stoßtherapie können täglich 400 bis 800 Milligramm eingenommen werden (DGE: 12 Milligramm täglich).

Alpha-Liponsäure

Alpha-Liponsäure ist zwar kein Vitamin, jedoch eine Substanz mit vitaminähnlicher Wirkung im Körper. Dabei zeichnet sie sich durch eine antioxidative Wirkung sowie durch ihre Interaktionen mit den Vitaminen C und E aus, weshalb sie sich zur vorbeugenden Maßnahme gegen Gelenkerkrankungen empfiehlt. Alpha-Liponsäure kommt in den meisten Nahrungsmitteln (Leber, Herz) sehr gering konzentriert vor. Deshalb sollte sie in Form eines Nahrungsergänzungsmittels eingenommen werden.

- Dosierung: Derzeitige Empfehlung ist 0,2 bis 1 Gramm pro Tag.

Mineralstoffe und Spurenelemente – unverzichtbar

Mineralstoffe: geringe Konzentration – große Wirkung

Mineralstoffe und Spurenelemente sind ebenso wichtig wie Vitamine. Und wie bei den Vitaminen kann der Mangel eines Mineralstoffs oder Spurenelements nicht dadurch ausgeglichen werden, dass ein anderes im Überschuss vorhanden ist. Von entscheidender Bedeutung ist eine ausgeglichene Mineralstoffbilanz – und das erreicht man nur durch eine ausgewogene Ernährung. Ähnliches gilt für die Spurenelemente, die zwar in der Regel nur in äußerst geringen Mengen vorhanden, jedoch ebenfalls für den reibungslosen Ablauf unseres Stoffwechsels von lebenswichtiger Bedeutung sind.

Kalzium

99 Prozent des im Körper vorhandenen Kalziums befindet sich in den Knochen. Deshalb hat eine länger bestehende Unterversorgung des Körpers vor allem fatale Folgen für unsere Knochen: Zum Ausgleich des Kalziumdefizits be-

ginnt der Körper nämlich damit, Kalzium aus den Knochendepots herauszulösen. Auf diese Weise verlieren die Knochen allmählich an Substanz und Stabilität, und das Osteoporoserisiko steigt.
Mit Kalzium versorgen Sie sich durch den Verzehr von Käse, Ölsardinen, Sojabohnen, Joghurt natur (1,5 Prozent Fett), Vollmilch, Grünkohl oder Brokkoli.

Kalziummangel lässt die Knochen erweichen

Vorsicht: Eine vermehrte Kalziumzufuhr setzt unbedingt die Beseitigung einer eventuell bestehenden Übersäuerung voraus (siehe Seite 49).

- Dosierung pro Tag zur Osteoporoseprophylaxe bei einer bestehenden Gelenkerkrankung: 1000 bis 1500 Milligramm Kalzium.

Selen

Selen ist ein wichtiges Halbmetall, das den Körper vor Oxidationsprozessen schützt. Ebenso benötigen die Vitamine C und E Selen, um ihre Aufgaben erfüllen zu können. Besteht eine Gelenkerkrankung, leidet der Betroffene sehr häufig gleichzeitig unter einem Selenmangel. Selen ist enthalten in Tunfisch, Hering, Sardinen, Sojabohnen, Nüssen, Sesam oder Weizenvollkornbrot.

- Dosierung pro Tag: 200 Mikrogramm (am besten als Selenmethionin).

Zink

Zink gehört zu den essenziellen Spurenelementen. Hunderte von Enzymen, die für Wachstum und Ausdifferenzierung von Zellen verantwortlich sind, benötigen Zink. Weiterhin ist das Spurenelement ein essenzieller Bestandteil des Immunsystems und des antioxidativen Schutzkomplexes. Reichlich Zink findet man in Getreide, Bierhefe, Sonnenblumenkernen, Soja, Fisch, Krustentieren oder Hülsenfrüchten.

- Dosierung pro Tag: 15 bis 20 Milligramm.

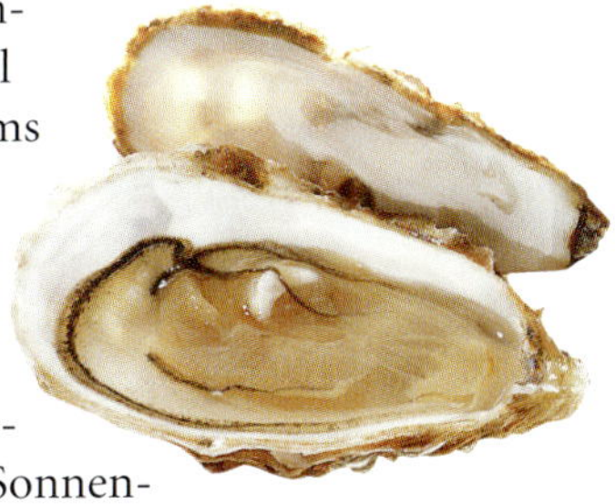

Auster: die Zink-Bombe schlechthin.

Kupfer

Kupfer ist für die Ausbildung von Bindegewebsstrukturen wichtig, weist eine gute entzündungshemmende Wirkung auf und wird daher zur Therapie von akuten Gelenkentzündungen eingesetzt. Kupfer nehmen Sie mit Hülsenfrüchten wie Linsen oder Erbsen, mit Sonnenblumenkernen und Nüssen auf.

- Eine Überdosierung kann zu einer Kupfervergiftung führen, deshalb sollten Sie pro Tag nicht mehr als 2 Milligramm dieses Spurenelements einnehmen.

Silizium

Im Bindegewebe sorgt Silizium für die Quervernetzung der Strukturen und ist somit ein Garant für die Elastizität. Und schließlich soll Silizium die Kollagenbildung stimulieren können. Studien, die einen positiven Effekt des Siliziums auf das Bindegewebe belegen, liegen jedoch bislang nicht vor.
Im Übrigen kann es sinnvoll sein, Basenmischungen zur Korrektur von Übersäuerungen auf der Basis von Kieselsäure (siliziumreich) einzunehmen. Gute Siliziumquellen sind neben Kieselalgen und Kieselerde vor allem ungeschälte Getreidesorten wie Hafer oder Gerste sowie Pilze, Tomaten, Salat, Blumenkohl, Rote Beten oder Rote Johannisbeeren; auch Teezubereitungen aus Brennnessel und Schachtelhalm sind geeignet.

Silizium stoppt die Übersäuerung

- Dosierung pro Tag: 40 Milligramm.

Schwefel

Der Mineralstoff Schwefel ist nicht nur für Nerven, Zellatmung und Durchblutung, sondern auch für das Bindegewebe wichtig. Arthrosekranke leiden sehr häufig unter einem Mangel an Schwefel. Mit Schwefel versorgen Sie sich über Kakao oder Hühnereigelb; ungünstig sind dagegen künstlich geschwefelte Nahrungsmittel wie Trockenfrüchte.

Schwefelbäder

Mit Schwefelbädern kann die Konzentration von Schwefel im Blut effektiv erhöht werden. Sie wurden bereits in der Antike mit Erfolg bei Gelenkerkrankungen eingesetzt.

Bor

Das Spurenelement Bor ist vor allem für die Knochen von großer Bedeutung. Es ermöglicht dem Kalzium, dass es sich am Knochenbau beteiligen kann. Amerikanische Studien haben zudem ergeben, dass eine erhöhte Zufuhr von Bor Gelenkschmerzen lindert. Außerdem soll in Regionen mit niedrigen Borwerten des Bodens Arthrose vermehrt auftreten.
Soja, Pflaumen, Rosinen und Rotwein sind gute Borlieferanten.

- Dosierung pro Tag: ca. 5 Milligramm.

Multimineralpräparat bei Gelenkerkrankungen

Diese Präparate sollten vor allem Kalzium, Mangan, Zink, Magnesium, Selen und Kupfer enthal-

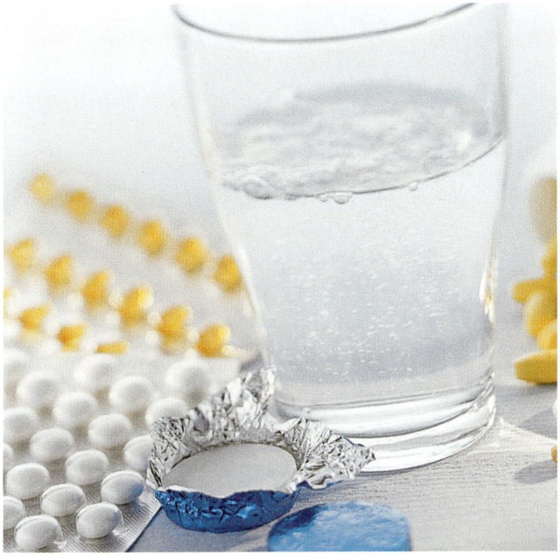

Bei Gelenkerkrankungen muss die Zusammensetzung der Mineralpräparate stimmen.

ten. Bei Patienten mit degenerativen Gelenkerkrankungen oder Erkrankungen des rheumatischen Formenkreises besteht häufig ein Mangel daran. Insbesondere Manganmangel kann die Entstehung einer Gelenkarthrose begünstigen. Mangan ist ein bedeutender Bestandteil von Enzymen, die den Kollagenaufbau steuern. Zudem hat es eine wichtige indirekte antioxidative Wirkung. Kalzium, Mangan und Zink können die Knorpelneubildung stimulieren. Kupfer regt das Enzym Superoxiddismutase (SOD, siehe Seite 78) an.

Wichtige Fette

Fette dienen im menschlichen Organismus hauptsächlich der Energiegewinnung, aber auch als Energiespeicher. Damit ist Fett für uns also zunächst einmal eine ausgesprochen wichtige Energiequelle. Es bildet die essenziellen Fettsäuren für den Aufbau von Nerven- und Gehirnzellen sowie Vermittler- und Botenstoffe, die fettlöslichen Vitamine A, D, E und K, die Steroidhormone (wie Androgene, Östrogene oder Progesteron), Gallensäuren und wichtige Bausteine für die Zellmembranen (wie Cholesterin). Schon allein deshalb würde eine absolut fettfreie Ernährung auf Dauer ernsthafte gesundheitliche Probleme nach sich ziehen. Doch Vorsicht vor zu viel Fett. Ein Überangebot an Fett fördert Übergewicht! Hinzu kommt, dass einige Fettsäuren gesünder sind als andere.

Fett ist wichtig, zu viel macht dick

Die Arten von Fettsäuren

Generell wird unterschieden zwischen gesättigten Fettsäuren, die vor allem in tierischen Nahrungsmitteln wie Wurst, Fleisch oder Butter vorkommen, einfach ungesättigten Fettsäuren (z. B. in Olivenöl, Rapsöl) und mehrfach ungesättigten Fettsäuren (etwa in Distelöl, Walnussöl, Kaltwasserfischen). Zu Letzteren gehören auch die Omega-3-Fettsäuren (siehe Seite 71). Da unser Körper ungesättigte Fettsäuren – im

Zu viel Fett steigert oxidativen Stress

Während der Bedarf an Vitaminen, Mineralien, Spurenelementen und sekundären Pflanzenstoffen das ganze Leben über konstant bleibt, verringert sich der Energiebedarf im Alter, weil die körperliche Aktivität abnimmt. Ernähren sich ältere Menschen weiterhin mit hohen Kalorienmengen (durch Fette und Kohlenhydrate), besteht nicht nur die Gefahr, dass sie übergewichtig werden, sondern es wird auch der oxidative Stress (siehe Seite 42) gesteigert. Kommen noch ein hoher Fleischkonsum sowie eine verminderte Versorgung mit basischen Stoffen dazu, wird das Bindegewebe zusätzlich übersäuert. Über kurz oder lang können Gelenkerkrankungen entstehen.

Gegensatz zu gesättigten Fettsäuren – nicht selbst bilden kann, ist er darauf angewiesen, dass er sie über die Nahrung bekommt. Hierzulande konsumieren wir jedoch wesentlich mehr gesättigte Fettsäuren als ungesättigte. Überhaupt ist unser Fettkonsum in der Regel eindeutig zu hoch. Da Fett nämlich ein ausgezeichneter Geschmacksträger ist, enthalten viele Fertiggerichte, aber auch Wurst-, Käse-, Milchprodukte und viele andere industriell bearbeitete Produkte unzählige versteckte Fette. Abgesehen davon, dass die Aufnahme von zu viel Fett Übergewicht fördert, führen jedoch gerade die gesättigten Fettsäuren zu einem Anstieg von Cholesterin im Blut, und zwar vor allem von LDL-Cholesterin, das sich bei erhöhter Konzentration im Blut in der arteriellen Gefäßwand ablagert und damit Gefäßverengungen (Arteriosklerose) verursacht. Hinzu kommt, dass gesättigte Fettsäuren die Säurebelastung des Körpers begünstigen (siehe Kasten Seite 50). Dagegen haben ungesättigte Fettsäuren positive Auswirkungen auf die Blutfette und den Cholesterinspiegel. So werden mehrfach ungesättigte Fettsäuren zur Stabilisierung körpereigener Zellen, insbesondere der Zellwände, benötigt. Außerdem entfalten sie über komplexe Stoffwechselwege eine direkte entzündungshemmende Wirkung und verbessern die Blut- und Sauerstoffversorgung der Gewebe. Dies allerdings nur dann, wenn das Verhältnis der verschiedenen mehrfach ungesättigten Fettsäuren zueinander stimmt. Mehrfach ungesättigte Fettsäuren allein können z. B. die Entstehung von Entzündungsprozessen fördern. Es kommt also

Fett schmeckt, leider

Gesundheitsfalle: versteckte Fette

Vorsicht bei Omega-6-Fettsäuren

Laut aktuellen Empfehlungen sollten Arthritis-Patienten insbesondere Nahrungsmittel mit einem hohen Omega-6-Fettsäure-Gehalt meiden, wie Mais-, Erdnuss- und Sesamöl, denn zu viel Omega-6-Fettsäuren fördern Entzündungsprozesse im Körper. Allerdings kann Gamma-Linolensäure, ebenfalls eine Omega-6-Fettsäure, antientzündlich wirken. Sie ist vor allem enthalten in Nachtkerzenöl, Borretschöl und im Samenöl von Schwarzen Johannisbeeren.

darauf an, den Körper mit beidem zu versorgen.

Omega-3-Fettsäuren

Omega-3-Fettsäuren sind ungesättigte Fettsäuren, die vor allem in fettreichen Seefischen wie Lachs, Makrele, Hering oder Kabeljau enthalten sind. Zur Vorbeugung, aber auch zur Linderung bereits bestehender Gelenkerkrankungen ist die regelmäßige Versorgung mit Omega-3-Fettsäuren besonders empfehlenswert. Sie kommen in Fischöl in Form von Eicosapentaensäure (EPA) und Docosahexaensäure (DHA) vor und sind somit besonders in den erwähnten fettreichen Seefischen zu finden. EPA hemmt die Umwandlung von Linolsäure in die entzündungsfördernde Arachidonsäure und konkurriert mit der Arachidonsäure um das Enzym Cyclooxygenase. Dadurch werden entzündungsfördernde Stoffe gehemmt. Omega-3-Fettsäuren wirken somit antientzündlich, gefäßerweiternd und antithrombotisch.
Auf diese Weise vermindern sie die Entzündungsbereitschaft des Bindegewebes und wirken degenerativen Prozessen an den Gelenken entgegen. Außerdem verbessern sie die Fließeigenschaften des Blutes, wodurch das Gewebe besser mit Nährstoffen versorgt und gleichzeitig die Thrombosegefahr verringert wird.

Pommes frites – voll mit versteckten Fetten.

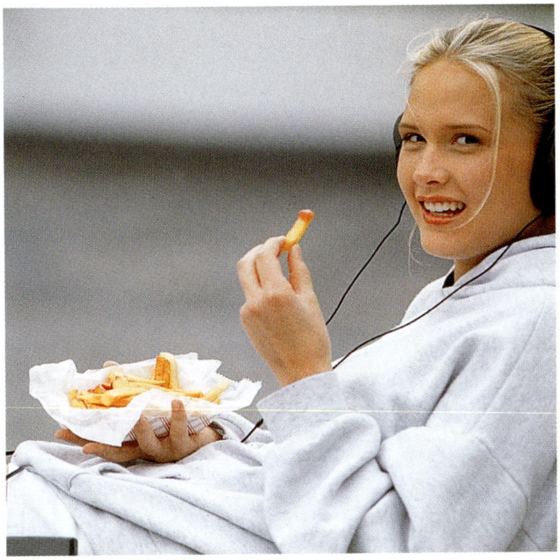

Vorbeugende Ernährungsstrategien zur Gesunderhaltung von Bindegewebe und Gelenken

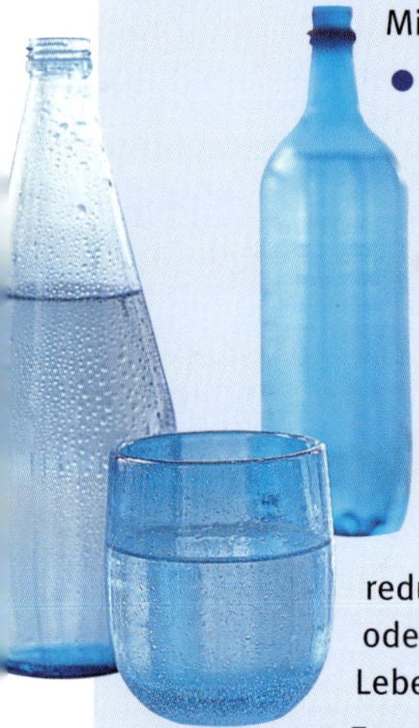

- **Basenreiche Kost vorziehen,** wie Kartoffeln und anderes frisches Gemüse, z. B. Kohl, Wurzelgemüse, Spinat und Sellerie, Gewürze, reifes Obst sowie Avocados. Alkalische Mineralwässer zeichnen sich durch einen hohen Gehalt an Kalium und Kalzium aus.
- **Wenig(er) Fleisch ist gesund:** Dies wirkt nicht nur der Übersäuerung entgegen, sondern man nimmt auch weniger Arachidonsäure auf, die für die Bildung von entzündungsfördernden Substanzen verantwortlich ist (siehe Seite 44).
- **Ausreichend Omega-3-Fettsäuren zuführen:** Essen Sie mindestens zweimal pro Woche fettreichen Seefisch. Auch Wild, Weizenkeimöl, Sojabohnenöl, Leinsamenöl, Rapsöl und Walnussöl sind geeignet.
- **Weniger Weißmehl und Zucker essen:** Sie fördern die Übersäuerung bzw. Verschlackung des Bindegewebes.
- **Vitale Nahrungsmittel bevorzugen,** wie einheimisches Obst und Gemüse der Saison, möglichst der Region bzw. aus anerkannt ökologischem Anbau. Deutlich reduzierende Wirkung haben Gemüsesäfte aus Tomaten, Sauerkraut, Roten Beten oder Möhren. Höchste biologische Wertigkeit besitzen Nährstoffe, die werdendem Leben entsprechen, also gekeimtes Getreide, Nüsse oder Samen.
- **Essen Sie ballaststoffreich,** das heißt viel Gemüse, Obst, Vollkorngetreide und Samen. Wichtig ist, zugleich die Trinkmenge zu steigern – sonst leisten Sie einer Verstopfung Vorschub.
- **Take five! Fünf Portionen Obst und Gemüse am Tag** essen, um den täglichen Bedarf an Vitaminen und Spurenelementen zumindest in der Basis sicherzustellen.
- **Zweimal wöchentlich jegliches tierische Eiweiß weglassen.** Achten Sie darauf, dass Sie an diesen Tagen auch ausreichend Kohlenhydrate verzehren, wie Kartoffeln und Reis.
- **Auf die Kalorienzufuhr achten!** Es besteht ein Zusammenhang zwischen so genannter Überernährung und Abwehrschwäche. Der Anteil von Fetten in der Nahrungszusammensetzung sollte 30 bis 35 Prozent nicht überschreiten; dagegen sollten Kohlenhydrate etwa 50 bis 55 Prozent und Eiweiße ca. 15 Prozent der gesamten Nahrungsaufnahme ausmachen.
- **Ein- bis zweimal im Jahr eine Fastenkur durchführen,** die sieben bis zehn Tage andauert. Dies bewirkt eine Entschlackung, Entsäuerung und Revitalisierung des Organismus und vermindert damit die wichtigsten Risikofaktoren für die Entstehung einer Arthrose.
- **Einmal pro Woche auf das Abendessen verzichten!** Das wirkt ähnlich wie eine Fastenkur.
- **Trinken Sie viel!** Da unserem Körper etwa 2,5 Liter Flüssigkeit pro Tag verloren gehen, ist es für eine ausgeglichene Wasserbilanz notwendig, täglich ungefähr die gleiche Menge Flüssigkeit zuzuführen. Das Blut wird sonst dickflüssiger, das Blutvolumen nimmt ab, und die Sauerstoffversorgung von Gehirn, Organen und Muskeln wird beeinträchtigt.

Natürliche High-Tech-Substanzen für Ihre Gelenke

Inzwischen wissen Sie, dass der Arachidonsäure eine herausragende Bedeutung bei der Entstehung von Gelenkentzündungen zukommt. Die natürlichen High-Tech-Substanzen (siehe Tabelle Seite 78) versuchen auf unterschiedliche Art und Weise, den Arachidonstoffwechsel zu beeinflussen, um Gelenke und Knorpel vor der Zerstörung zu bewahren. Wissenschaftlich in ihrer Wirkung bewiesen sind Glucosaminsulfat und Hyaluronsäure. Hyaluronsäure kann Schmerz deutlich vermindern, die Gelenkbeweglichkeit und Kraftentfaltung verbessern. Bei anderen Substanzen liegen wenig Studien vor, die hinsichtlich Patientenzahl und Versuchsmethode nicht immer den wissenschaftlichen Anforderungen entsprechen. Bei wieder anderen Substanzen liegen nur positive Erfahrungsberichte vor. Knorpelextrakte werden im Allgemeinen vom Kalb, Rind oder Haifisch gewonnen. Präparate daraus enthalten ein Protein, das bestimmte entzündungsauslösende Enzyme unterdrücken kann. Jeder muss für sich selbst entscheiden, ob er damit verbundene Gefahren in Kauf nehmen will (Stichwort BSE) bzw. ethische Vorbehalte hat.

Den Schmerz besiegen mit High Tech

Pflanzliche Präparate

- Zur Einnahme: Neben den in der Tabelle Seite 78 erwähnten Pflanzen, deren Wirksamkeit ausreichend belegt ist, gibt es eine Reihe weiterer Pflanzenpräparate, bei denen aussagekräftige Studienergebnisse zwar bislang noch ausstehen, die sich aber in der Erfahrungsmedizin zumindest als begleitende Maßnahme als hilfreich erwiesen haben. Dazu gehören z. B. Löwenzahn, Birke, Arnika, Weiße oder Rote Zaunrübe, Sonnenhut, Wacholder, Alraune, Ackerschachtelhalm.
- Zur Injektion: Hier hat sich die Mistel bewährt, die durch so genannte Quaddelungen unter die Haut heilsame Irritationen über dem Gelenk auslöst.

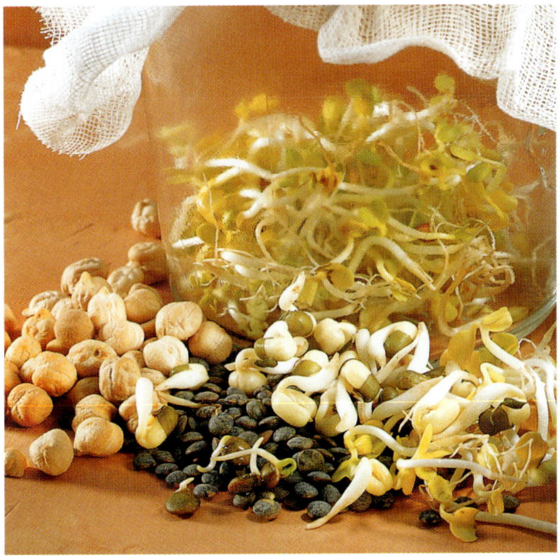

Sprossen – Nahrungsmittel mit der höchsten biologischen Wertigkeit.

Super-Hormone für Ihre Gelenke

Viele Menschen sind skeptisch, wenn es um Hormone geht: Hormone werden in der Landwirtschaft und Viehzucht eingesetzt und im Sport zur unerlaubten Leistungssteigerung. Dabei sind Hormone für unseren Körper und unseren Geist von unermesslicher Bedeutung. Sie fungieren einerseits als unbewusste Grundsteuerung unseres Körpers, andererseits beeinflussen sie unsere Gedanken und Gefühle, und diese wiederum beeinflussen unsere Hormone.

Hormone – Steuerung im Hintergrund

Hormone – »Nährstoffe« für Knochen und Gelenke

Hormone lassen uns in der Jugend körperlich und geistig zum erwachsenen Menschen heranreifen. In der zweiten Lebenshälfte fällt ihre Produktion jedoch stark ab. Ihr stetiger, aber meist schleichender Abfall setzt bereits ab dem zweiten bis dritten Lebensjahrzehnt ein. Er wird den allgemeinen Alterserscheinungen zugeordnet. Wenn jedoch ein Hormon plötzlich relativ schnell ausfällt, wie das Insulin, können schwerwiegende Krankheiten die Folge sein.
Dies gilt auch für unsere Knochen, Gelenke und das Bindegewebe. So gesehen könnte man auch die Hormone als Nährstoffe bezeichnen, da sie für unseren gesamten Bewegungsapparat enorm wichtig sind. Deshalb ist eine ausreichende Versorgung mit bestimmten Hormonen mindestens ebenso wichtig wie regelmäßiges körperliches Training und eine ausgewogene Ernährung.
Ein Mangel an einem oder mehreren dieser Hormone über einen längeren Zeitraum kann Gelenkbeschwerden und Knochenabbau begünstigen. Denn sowohl die Gelenkknorpel als auch die für die Bildung von Gleitflüssigkeit verantwortlichen Zellen und alle das Gelenk umgebenden Gewebe werden von Hormonen ernährt und bei ihren Aufgaben nachhaltig unterstützt.

Wichtige Hormone

Für Knochen und Gelenke spielen – bei Frauen und Männern übrigens gleichermaßen – diese Hormone eine besonders wichtige Rolle:

- Östradiol
- Testosteron
- Pregnenolon
- Dihydroepiandrosteron (DHEA)
- Wachstumshormon
- Schilddrüsenhormone

Sinkende Hormonproduktion

Nachlassende Hormonkraft im Alter

Tückischerweise sinken die meisten der links genannten Hormone mit zunehmendem Lebensalter immer weiter ab, sodass ein Zusammenhang zwischen Hormonmangelzuständen und Gelenk- bzw. Skelettbeschwerden schwer fällt. Hinzu kommt, dass dieser wissenschaftlich unstrittige und gut dokumentierte Zusammenhang viel zu wenig bekannt ist und selten bedacht wird. Die Medizin kennt seit Urzeiten das Beschwerdenbild der so genannten Arthropathia climacterica, also die durch Hormonentzug mit den Wechseljahren einsetzenden Beschwerden der Gelenke (Steifigkeitsgefühl, nachlassende Greifkraft, Schmerzhaftigkeit bei Bewegungen). Frauen und Männer sind hiervon nahezu in gleichem Umfang betroffen. Dennoch wird diese häufige Ursache von Gelenkbeschwerden leicht übersehen und bleibt deshalb meist unbehandelt.
Da sich die entscheidenden Hormone in einer Blutprobe messen lassen, sollten Sie auf deren Bestimmung nicht verzichten und sich bei Bedarf von einem Hormonspezialisten beraten lassen.

Was tun bei Hormonmangel?

Ein ausgeprägter Hormonmangelzustand führt nahezu zwangsläufig auch zu Knochen- und Gelenkveränderungen, weil diesen Strukturen die nährenden und schützenden Hormone entzogen werden. In einer solchen Situation ist der wohl dosierte Ausgleich eines Hormonmangels also keineswegs ein unnatürlicher Eingriff in den Körper. Im Gegenteil: Die Rückführung der zu stark abgesunkenen, wohltuenden Nährstoffe kann sich schmerzlindernd und funktionsverbessernd auswirken, selbst wenn diese zuvor mit zahlreichen anderen Maßnahmen nicht entscheidend gebessert werden konnten.
Die Ergänzung von Hormonen kann heute mit modernen Anwendungsverfahren wie Hormon-Gels, niedrig dosiert, unter Umgehung der Leber und unter fachmännischer Aufsicht ohne Risiken erfolgen. Auch eine direkte Anwendung von Hormonen auf die betroffenen Gelenke hat sich bewährt. Beispielsweise kann lokal aufgetragenes und einziehendes Östradiol durch die Haut ohne Umwege in die Gelenkkapsel gelangen und dort die Bildung entzündlicher Botenstoffe unterdrücken sowie den mürbe gewordenen Gelenkknorpel wieder aufbauen helfen.

Mit Hormonen mürbe Knorpel munter machen

Östradiol und Testosteron

Östradiol wird bei Frauen und Männern in den Geschlechts-

Östradiol

Es hat vielfältige günstige Einflüsse auf das Binde- und Stützgewebe:

- Es unterstützt die Neubildung des Knochens.
- Es hemmt den Knochenabbau.
- Es sorgt für genügend hochwertige Gleitflüssigkeit im Gelenk.
- Es fördert das Wachstum und die Erneuerung von Gelenkknorpel.
- Es verbessert die Reparaturmechanismen, die beginnende Verschleißprozesse wieder ausbügeln.

drüsen, im Fettgewebe und im Knochen bzw. den Gelenken vor Ort gebildet. Beim Mann wird Östradiol hauptsächlich durch Umwandlung aus Testosteron gebildet. Kein Wunder also, dass ein Mangel an Testosteron auch zu einem Mangel an Östradiol führen kann. Und dieser Östrogenmangel kann im Gelenk sogar noch viel ausgeprägter sein, als er sich in einer Blutuntersuchung darstellen mag. Darüber hinaus haben Testosteron und andere männliche Geschlechtshormone (so genannte Androgene) – bei Frauen und Männern gleichermaßen – sehr ähnliche Effekte: Sie unterstützen den Muskelaufbau, die allgemeine Leistungsfähigkeit, das positive Denken, die Entschlusskraft und die Vitalität. Nicht nur beim trockenen Auge und bei trockenen Schleimhäuten, sondern auch bei ausgetrockneten Gelenkinnenhäuten (Arthrose!) können Östrogene und Androgene wahre Wunder bewirken – wenn sie sorgsam und kunstgerecht angewendet werden.

Helfen gegen trockene Gelenkinnenhäute: Östrogene und Testosteron

Pregnenolon

Das Pregnenolon wird aus Cholesterin gebildet und ist sozusagen der Grundbaustein für alle anderen »Steroidhormone« im Körper, wie für das Testosteron, DHEA und Östradiol.
Trotzdem hat es eine eigene Wirkung auf Gelenke, die schon in den 40er-Jahren des letzten Jahrhunderts entdeckt und zur Therapie der rheumatoiden Arthritis genutzt wurde. Schon damals berichteten Patienten mit rheumatoider Arthritis über weniger Schmerzen, weniger Müdigkeit und größere Kraft während der Therapie mit Pregnenolon.
Der Siegeszug des Pregnenolon wurde 1950 aber jäh gestoppt, als Kortison als neues Wundermittel entdeckt wurde, das praktisch über Nacht die Beschwerden »wegzauberte«. Pregnenolon hat aber im Vergleich zu Kortison oder nichtsteroidalen Antirheumatika keine Nebenwirkungen und führt so – wenn auch nicht so dramatisch – zu einer Verbesserung der Beschwerden.

Wachstumshormon

Es ist generell für das Wachstum und die Zellerneuerung zuständig und löst zahllose günstige Effekte im Organismus aus. Es verhindert, dass leicht geschädigte Zellen sofort absterben, und fördert vielmehr deren wirksame Reparatur. Wachstumshormon stimuliert die Knochenbildung, fördert die Produktion von neuem Gelenkknorpel und Gelenkflüssigkeit, unterstützt den Muskelaufbau und festigt die Gelenkkapseln und den Sehnenapparat. Es gehört zu den Hormonen mit den ausgeprägtesten Wirkungen auf das Skelett- und Muskelsystem. Entsprechend ungünstige Folgen kann ein Mangel daran auf den Knochen- und Gelenkstoffwechsel haben.

Wachstumshormon: Auch der Gelenkknorpel wächst

Schilddrüsenhormone

Auch Veränderungen der Schilddrüsenhormone können zu Störungen des Knochen- und Gelenkstoffwechsels führen. Alle Zellen des Körpers benötigen ständig eine wohl dosierte Konzentration an Schilddrüsenhormonen. Besteht im Körper ein Mangel daran (Unterfunktion), z. B. als Folge einer bei Frauen häufig auftretenden Schilddrüsenentzündung, kann es zu Gelenkbeschwerden kommen. Liegt im Körper ein Überschuss an Schilddrüsenhormonen vor, z. B. auf Grund eines warmen oder heißen Schilddrüsenknotens oder einer zu hoch dosierten Einnahme von Schilddrüsenhormonen, so führt dies auf Dauer zum Abbau von Knochengewebe.

DHEA

Ähnlich wie Pregnenolon wirkt DHEA, das hauptsächlich von den Nebennieren und Eierstöcken gebildet wird und das Vorläufer-Hormon von Östradiol und Testosteron darstellt. Auch DHEA sinkt mit steigendem Lebensalter immer weiter ab, bei Nebennierenerkrankungen und nach Entfernen der Eierstöcke sogar ganz besonders. Der Ausgleich eines DHEA-Mangels kann Gelenk- und Knochenbeschwerden sehr nachhaltig verbessern.

Das Nebennierenhormon DHEA hilft bei Gelenkbeschwerden.

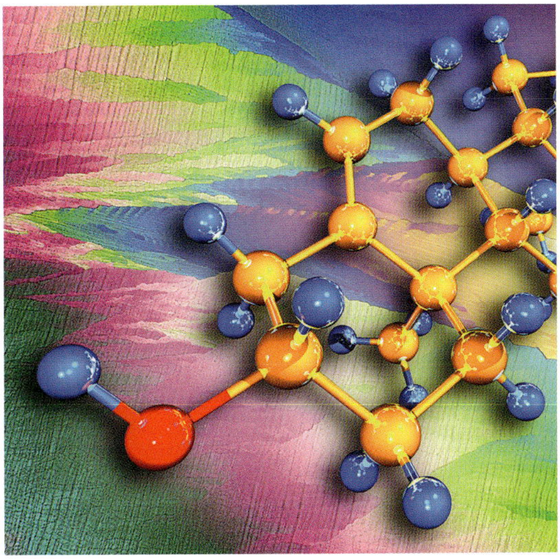

Die wichtigsten High-Tech-Substanzen auf einen Blick

Substanz	Ursprung	Wirkung	Wirksamkeit	Sonstiges
Cod Liver Oil	Lebertran vom Kabeljau.	Beugt Gelenkentzündungen vor, hoher Gehalt an Vitamin D.	Belegt.	In Deutschland erhältlich.
Methylsulfonylmethan (MSM)	Bestandteil von Dimethylsulfoxid (DMSO), einer wichtigen Schwefelverbindung.	Antientzündlich, Schwefelquelle für das Bindegewebe.	Wenig belegende Studien. Positive Anwenderbeobachtungen.	In Deutschland nicht direkt erhältlich.
Glucosaminsulfat	Körpereigene Substanz, wichtiger Bindegewebs- und besonders Knorpelaufbaustoff.	Gelenkaufbauend, antientzündlich und schmerzreduzierend.	Anhand zahlreicher Studien wissenschaftlich untermauert.	Als Kapseln erhältlich; als Glykosaminoglykan-Polysulfat zur Gelenkinjektion.
Chondroitinsulfat	Wichtiger körpereigener Bestandteil des Bindegewebes und besonders des Knorpels.	Hemmt zerstörerische Enzyme und freie Radikale, die den Gelenkknorpel und das Kollagen abbauen. Stimuliert die Knorpelbildung.	Wissenschaftlich gut belegt.	In Deutschland nicht direkt erhältlich. Im Ausland vertriebene Kombinationspräparate mit Glucosaminsulfat sind in Deutschland nicht erhältlich.
Hyaluronsäure	Wichtige körpereigene Zuckerverbindung, Bestandteil des Bindegewebes.	Sorgt für den Zusammenhalt der Kollagenfasern (Kittsubstanz). Hohe Wasserbindungsfähigkeit, sorgt für gutes Gewebegleiten und Knorpelelastizität.	Sehr gute, ausreichend belegte Wirksamkeit. Auch in der Schulmedizin Mittel der Wahl zur Arthrosetherapie als Gelenkinjektion.	Unbedenklich sind Präparate, die fermentativ mit Bakterien gewonnen werden. In Deutschland erhältlich.
S-Adenosylmethionine (SAMe)	Körpereigene Substanz.	Schmerzlindernd und antientzündlich, stimuliert die Knorpelzellbildung.	Laut Studien weniger Nebenwirkungen als andere ebenso wirksame Antirheumatika.	In Deutschland nicht direkt erhältlich.
Superoxiddismutase (SOD)	Körpereigenes Enzym, aus Weizenkeimlingen gewonnen.	Stark antioxidativ, besonders gegenüber Substanzen, die den Knorpel angreifen. Dämmt Entzündungsgeschehen ein.	Die tatsächliche Verfügbarkeit im Körper nach Tabletteneinnahme ist umstritten. Bislang widersprüchliche Wirksamkeitsstudien.	In Deutschland nicht direkt erhältlich.

Die wichtigsten High-Tech-Substanzen auf einen Blick

Substanz	Ursprung	Wirkung	Wirksamkeit	Sonstiges
L-Histidin	Essenzielle Aminosäure des Körpers.	Entzündungshemmend und schmerzlindernd bei rheumatoider Arthritis.	Positive Effekte bei rheumatoider Arthritis, für Arthrose nicht bewiesen.	In Deutschland als Tabletten erhältlich.
L-Cystein	Schwefelhaltige Aminosäure.	Antioxidativ; außerdem wichtiges Strukturprotein des Bindegewebes, sorgt durch Brückenbildungen für innere Festigkeit.	Gut und ausreichend belegt.	Bei Arthrose ist eine gemeinsame Gabe mit Pantothensäure und Vitamin C sinnvoll. In Deutschland nur als Kombinationspräparat erhältlich.
Carnosin	Eiweiß aus den beiden Aminosäuren Beta-Alanin und L-Histidin.	Hemmt den (vorzeitigen) Alterungsprozess und damit das Altern von Bindegewebe und Knorpel; antioxidativ.	Klinischer Nachweis fehlt.	In Deutschland nicht direkt erhältlich.
Teufelskralle (Harpagophytum)	Pflanze, die in Südafrika beheimatet ist.	Stark antientzündlich.	Zahlreiche Studien konnten zumeist eine sehr gute Wirkung belegen.	Teufelskralle wird in Deutschland in Tabletten-, Kapsel- und Salbenform sowie als homöopathische Injektion eingesetzt.
OPC – oligomere Procyanidine	Kommt in Rotwein, Weintrauben, Schalen, Kernen und holzigen Anteilen von Pflanzen vor.	Soll als Antioxidans eine weitaus stärkere Wirkung als die Vitamine C und E besitzen.	Positive Erfahrungsberichte. Wirkung auf Arthrose nicht bewiesen.	In Deutschland als Kapseln erhältlich.
Yuccapflanzenextrakt	Extrakt aus den Blättern der Wüstenpflanze Yucca, die u. a. auch Saponine enthält.	Soll auf Bindegewebe und Gelenke entschlackend wirken; zusätzlich regulierende Wirkung auf die Darmflora.	In wenigen Studien Besserung einer Arthrosesymptomatik.	In Deutschland als Kapseln erhältlich.
Brennnesselextrakt	Wird aus den Blättern der heimischen Brennnessel gewonnen.	Antientzündlich; wirkt dem Knorpelabbau entgegen.	Gute Wirksamkeit, in einigen Studien Schmerzreduzierung gut belegt.	In Deutschland als Tabletten und Tropfen erhältlich.

Substanz	Ursprung	Wirkung	Wirksamkeit	Sonstiges
Weidenrinden-extrakt	Wird aus der Rinde der Weide gewonnen.	Verbessert die Gelenkfunktion, lindert Steifigkeit und Gelenkschmerzen.	Wirksamkeit weitgehend an Hand von Studien belegt.	In Deutschland als Tabletten erhältlich.
Boswellia (Weihrauch)	Wird aus dem Harz des indischen Baumes Boswellia serrata gewonnen.	Antientzündlich, nicht aber schmerzlindernd; reduziert morgendliche Schwellungen und die Steifigkeit der Gelenke, generell mobilitätssteigernd.	Bislang nur wenig fundierte Studien, aber jahrtausendealte positive Erfahrungsberichte, besonders in der ägyptischen und indischen Volksmedizin.	In Deutschland als homöopathischer Extrakt erhältlich.
Perillia-Öl	Wird aus dem Samen des Perillia-Baumes gewonnen.	Antientzündlich.	Geringe wissenschaftliche Erforschung, aber seit Jahrhunderten in der asiatischen Volksmedizin im Einsatz.	In Deutschland als homöopathischer Extrakt erhältlich.
Gamma-Linolensäure (GLS)	Eine für den Menschen essenzielle Omega-6-Fettsäure, enthalten z.B. in Johannisbeerenöl, Nachtkerzenöl und Borretschöl.	Notwendig zur Bildung von Prostaglandin E1, das antientzündlich wirkt.	In Untersuchungen positive Effekte auf den Arthroseprozess.	Schwarzes Johannisbeerenöl ist in Deutschland nicht erhältlich, Nachtkerzenöl und Borretschöl als Kapseln. Gamma-Linolensäure in Reinform hat sich nicht als effektiv erwiesen.
Bromelain	Ein Enzym der Ananas.	Antientzündlich und schmerzlindernd.	In Studien Wirksamkeit dokumentiert.	Bromelain wird auch zusammen mit weiteren Enzymen wie Rutin oder Papain kombiniert. In Deutschland als Tabletten oder Kapseln erhältlich.
Curcumin	Von der Gelbwurzel stammender Naturstoff.	Unterdrückt das Enzym COX-2 und hat damit einen positiven Effekt auf chronisch entzündliche Krankheiten wie Arthritis; antioxidativ.	Positive Erfahrungsberichte, seit Jahrhunderten in der Volksmedizin verwendet.	In Deutschland erhältlich als Tropfen und Dragees.

Die wichtigsten High-Tech-Substanzen auf einen Blick

Substanz	Ursprung	Wirkung	Wirksamkeit	Sonstiges
Leinsamenöl	Extrakt aus Leinsamen.	Besonders reich an Omega-3-Fettsäuren; entzündungshemmend.	Als Einzelsubstanz keine belegte Wirkung auf den Verschleißprozess. Kann als Ergänzung sinnvoll sein.	In Deutschland erhältlich als Kapseln oder Leinöl.
Avocado-/Sojaöl		Antientzündliche Wirkung durch hohen Omega-3-Fettsäure-Gehalt.	Einige Studien konnten einen positiven Effekt der Avocado auf Schmerz und Gelenkfunktion belegen.	In Deutschland in Reinform oder in der Kombination nicht erhältlich.
Mikroalgen	Chlorella und Spirulina.	Wird ausgeprägte antioxidative, antientzündliche und schmerzhemmende Wirkung zugeschrieben.	Algen, schon seit Jahrhunderten als Heilmittel eingesetzt, doch trotz sehr guter Erfahrungsberichte fehlen bislang überzeugende Studienergebnisse.	In Deutschland ist nur Spirulina erhältlich.
Grünlippmuschel (Perna canaliculus)		Hoher Gehalt an Glykosaminoglykanen, wichtige Bestandteile des Bindegewebes. Wirkt antientzündlich.	Erste Ergebnisse verschiedener Studien konnten eine Wirksamkeit belegen.	In Deutschland als Kapseln erhältlich.
Gelatine-Produkte (Kollagen-Hydrolysat)	Aminosäurengemisch tierischen Ursprungs.	Soll die mechanische Belastbarkeit des Knorpels erhöhen und die Kollagensynthese in Knorpelzellen stimulieren.	Noch nicht eindeutig belegt, positive experimentelle Studie, positive Erfahrungsberichte.	In Deutschland erhältlich.
Trachealknorpelextrakte	Aufbereitete Knorpelextrakte vom Kalb.	Enthält antientzündlich wirkende Proteine.	Untersuchungen zeigen positive Effekte.	In Deutschland als Kapseln erhältlich.
Haifischknorpelextrakt		Schmerzlindernd und entzündungshemmend.	Nutzen der vorbeugenden Einnahme zur Verhinderung von Arthroseschäden nicht belegt.	In Deutschland als Kapseln und Pulver erhältlich.

Die wichtigsten Therapien bei Gelenkerkrankungen

Am wirkungsvollsten können Gelenkerkrankungen behandelt werden, wenn ein umfassendes und individuell abgestimmtes Behandlungskonzept entwickelt wird, das mehrere Therapiemethoden berücksichtigt. Dies gilt insbesondere für Gelenkschäden, die starke Schmerzen und Bewegungsbeeinträchtigungen hervorrufen. Nur wenige Methoden sind wissenschaftlich untermauert, andere beruhen mehr auf positiven Erfahrungsberichten. Aber auch Methoden, die »nur« eine Verbesserung der subjektiven Befindlichkeit des Patienten bewirken, haben eine Berechtigung.

Hauptsache, es hilft

Wege zur Schmerzfreiheit

Ziel aller Behandlungsstrategien ist es, Schmerzen und Entzündungen zu lindern sowie eine Verbesserung der Gelenkfunktion zu erreichen. Dabei sollte auch ein Mangel an den Hormonen Östradiol, Testosteron, Pregnenolon, DHEA, Wachstumshormon und Schilddrüsenhormonen als Ursache nicht außer Acht gelassen werden (siehe Seite 74).

Konservative Therapie

Im Vordergrund einer konventionellen nichtmedikamentösen Therapiestrategie stehen krankengymnastische Übungen und andere physiotherapeutische Maßnahmen (wie Sporttherapie, Medizinische Trainingstherapie oder Ergotherapie). Sie dienen dem Erhalt bzw. der Verbesserung des Bewegungsumfangs des Gelenks sowie der Stärkung der Muskulatur, die unmittelbar auf das Gelenk einwirkt. Die Hydrotherapie, wie Wassergymnastik oder Schwimmen, kann eine Lockerung und Stärkung der Gelenke bewirken, ohne das Gelenk zu stark zu belasten. Weitere begleitende Maßnahmen sind lokale Wärme- oder Kälteanwendungen sowie elektrotherapeutische Verfahren.

Dem Schmerz mit Wärme oder Kälte zu Leibe rücken

Medikamentöse Schmerztherapie

Mitunter verlangen starke Beschwerden danach, mit Medikamenten gelindert zu werden.
Die Hemmung bestimmter Entzündungsfaktoren sind ein weiterer Grund, spezielle Medikamen-

te zu verordnen. Es gibt eindeutige Hinweise seitens der Schmerzforschung, dass akute Schmerzen möglichst schnell beseitigt werden müssen, da ansonsten eine Schmerzchronifizierung, das heißt eine Verselbstständigung des Schmerzes im Nervensystem, droht. Hier sollte man nicht abwägen zwischen entweder Schulmedizin oder komplementärer Medizin, sondern je nach Beschwerden- und Krankheitsbild zu einer Einzelgabe oder sinnvollen Kombination greifen.

Nicht-steroidale Antirheumatika (NSAR)

Die NSAR gelten bei Arthrose und rheumatischen Erkrankungen als Mittel der Wahl zur Schmerzlinderung und Entzündungshemmung. Ein Nachteil davon sind die teilweise schwerwiegenden Nebenwirkungen, so etwa Entzündungen der Magenschleimhaut, Magenblutungen oder Magen- bzw. Zwölffingerdarmgeschwüre. In 30 Prozent der Fälle kam es bereits nach einer achtwöchigen Einnahme zu Blutungen. Langzeiteinnahmen können zum Tod führen. Darüber hinaus gibt es ernst zu nehmende Studien, die sogar die Förderung einer Arthrose durch NSAR belegen, sofern sie längerfristig eingenommen werden.

Neuentwicklungen der NSAR, wie COX-2-Hemmer, blockieren selektiv Entzündungszellen, wodurch die Magen-Darm-Komplikationen verhindert oder gemindert werden. Langzeitergebnisse stehen allerdings noch aus. Viele Salben verwenden als Grundlage NSAR. Die Tiefenwirkung kann durch Elektrotherapie (Iontophorese) gesteigert werden.

Kortison und Opioide

Kortison ist ein zu Unrecht viel gescholtenes Medikament, dessen Gabe bei stark entzündeten Gelenken durchaus sinnvoll sein kann. Allerdings sollte es nur kurzfristig und nicht als Dauertherapie zur Anwendung kommen. Vorsicht bei der Einnahme vor Gelenkoperationen!
Die mögliche Chronifizierung eines akuten starken Schmerzes kann auch eine Opioidgabe (morphinähnliche Substanzen)

Wenn die Schmerzen zu stark werden, sind Medikamente richtig.

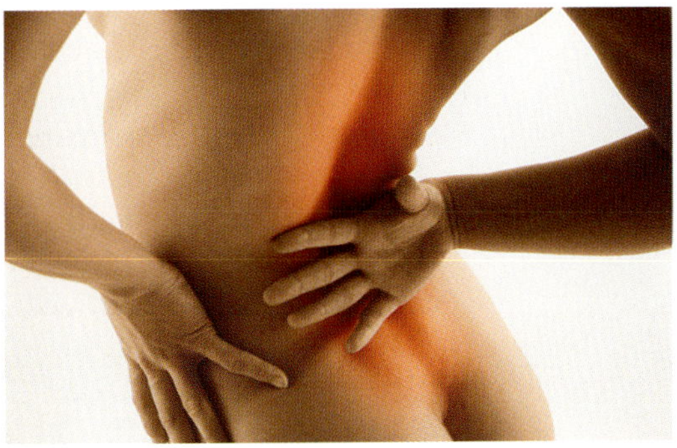

sinnvoll machen. Die Gabe muss sorgfältig abgewogen werden.

Neue und komplementäre Heilverfahren

In den letzten Jahren haben sich einige alternative Therapieformen zur Bekämpfung von Schmerzen bewährt. Hier seien die wichtigsten genannt:

Akupunktur

Neben vielen anderen Studien konnte auch die bislang größte Akupunkturstudie mit über 40 000 Patienten eine deutliche Linderung des Arthroseschmerzes mittels Akupunktur eindrucksvoll belegen. Dabei haben sich die Akupunktur am Körper und die Ohrakupunktur gleichermaßen bewährt.

Biomolekulare Verfahren

Große Hoffnungen werden derzeit in ein neuartiges Verfahren der biomolekularen Orthopädie gesetzt. Seine Entwicklung beruht auf Erkenntnissen, die in den letzten Jahren über die biologischen und molekularbiologischen Mechanismen der Gelenkstörung gewonnen werden konnten. Hierfür produziert die Biotechnologie bestimmte Proteine (wie Anti-Interleukine), die aus körpereigenem Blut des Patienten isoliert und in einem sehr komplizierten, aufwändigen molekularbiologischen Prozess vermehrt werden. Anschließend wird die so hergestellte Injektionslösung direkt in den Ort des Schmerzgeschehens eingebracht. Die Interleukin-Therapie hat allerdings bislang die hoch gesteckten Erwartungen noch nicht erfüllen können.

Proliferationstherapie

Durch den Arthroseprozess kann es zu überbeweglichen Bändern und instabilen Gelenken kommen (siehe Seite 54). Diese schmerzauslösende Überbeweglichkeit der Bänder, die Schmerz auch in ferne Körperregionen

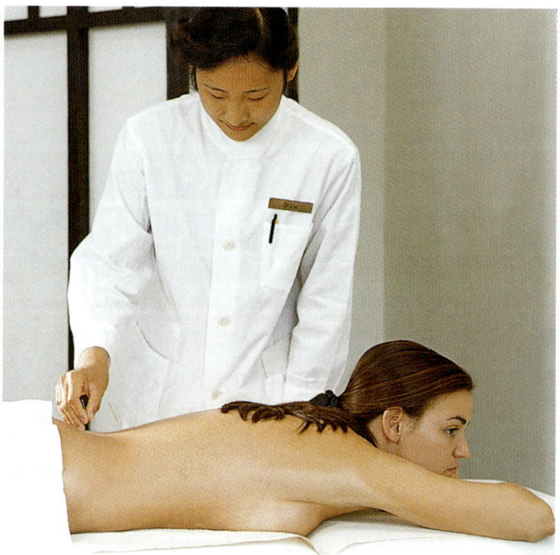

Akupunktur: schmerzlindernde Stiche aus dem Reich der Mitte.

leiten kann, wird durch Injektionen von Substanzen wie Glukose an die Ansatzstellen der Bänder therapiert. Diese Substanzen bewirken ein vermehrtes Zellwachstum in den Bändern (ein »Proliferieren« von Zellen) und damit einen Schrumpfungsprozess, wodurch das Band stabilisiert wird und der Schmerz nachlässt oder verschwindet.

Magnetfeldtherapie

Mit Magnetfeldern die Arthrose lindern

Wie verschiedene wissenschaftliche Studien gezeigt haben, können Magnetfelder wie die pulsierende Magnetfeldtherapie (PMT) oder die Pulsierende Signal Therapie® (PST) positive Effekte im Bindegewebe, Knochen und Knorpel bewirken. Der Effekt wird als Biostimulation bezeichnet. Mittels Energien wird der Zellstoffwechsel angeregt. Die Knorpelzellen können zu erhöhtem Wachstum angeregt werden. Die Magnetfeldtherapie kann den Knorpelabbau bei Arthrose zumindest bis zu einem gewissen Grad anhalten und den Knorpelaufbau stimulieren. Vorbedingung ist, dass noch Knorpel auf dem Knochen vorhanden ist.
Die Wirksamkeit konnte anhand bislang vorliegender Studien signifikant nachgewiesen werden, wenn auch noch weitere Studien notwendig sind.

Niedrigenergetischer Laser

Mit Laser den Knorpel regenerieren

Studien konnten zumindest teilweise eine deutliche Besserung der Beschwerden aufzeigen. Diskutiert wird eine Verbesserung des Knorpelzellstoffwechsels mit der Folge einer erhöhten Regenerationsrate.

Ausleitungs- und Umstimmungsverfahren

Ausleitende Verfahren beeinflussen den Blut- und Lymphfluss, normalisieren die Darmfunktion, leiten Schwermetalle aus und sollen entschlackend und revitalisierend auf die verschiedenen Bindegewebsfunktionen wirken. Diese Verfahren können begleitend zur Milieuverbesserung und Schmerzreduzierung mit gutem Erfolg angewendet werden. Über reflexartige Verbindungen von Haut und Körperinnerem werden krankheitsspezifische Giftstoffe über die Haut nach außen abgeleitet.
Beispiele für Ausleitungs- und Umstimmungsverfahren sind die Blutegeltherapie, das Kantharidenpflaster, die Eigenbluttherapie und der Kataplasma-Umschlag.

Neuraltherapie

Mit dem Ziel, in den gestörten Regelkreis des erkrankten Gelenks einzugreifen, wird eine Spritzenbehandlung mit Quaddelungen unter die Haut (im Bereich spezieller Punkte) oder ein Anspritzen tiefer gelegener Nervengeflechte durchgeführt. Dabei kommen unter anderem Lokalanästhetika, Kochsalz oder Homöopathika zum Einsatz. Gelingt es, das Störfeld zu beseitigen, kommt es in der Regel unmittelbar nach der Behandlung zu einer deutlichen Schmerzlinderung.

Homöopathische Mittel wirken sanft, aber effektiv bei Gelenkverschleiß.

Homöopathische Mittel

Verschiedene Studien konnten die Wirksamkeit von homöopathischen Mitteln insbesondere bei Gelenkverschleiß eindeutig bestätigen. In fortgeschrittenen Stadien ist eine Kombination mit anderen Therapieformen sinnvoll. Viele Ganzheitsmediziner sehen in der frühzeitigen Beseitigung von Regulationsstörungen der Grundsubstanz den besten Schutz vor der Auslösung degenerativer Prozesse.
Neben den klassischen homöopathischen Mitteln nach Hahnemann kommen Komplexmittel und antihomotoxische Mittel zum Einsatz, die im Sinne der Homöopathie und Regulationsmedizin wirken.

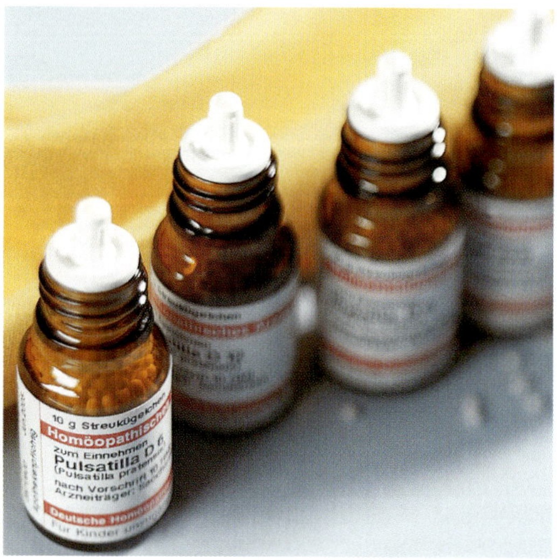

Lokale Schmerzlinderung

Gelenksalben und Gels, auch mit Wacholder, Rosmarin, Paprika, Arnika oder ätherischen Ölen der Kiefernnadeln oder Pfefferminze, sollen schmerzlindernd wirken bei Arthroseschmerzen. Grund: Durch den Einreibeeffekt werden Nervenrezeptoren stimuliert. Dieser Effekt konnte inzwischen auch durch verschiedene wissenschaftliche Untersuchungen bestätigt werden.

Altes Heilmittel – neu bewährt

Als bewährte Hausmittel bei schmerzenden Gelenken, wie auch bei entzündlichen Schüben und Gelenkschwellungen, gelten Anwendungen mit Heublumensäckchen sowie Quarkwickel, die direkt auf das betroffene Gelenk gelegt bzw. gewickelt werden.

Operative Verfahren

Trotz großer Erfolge und Fortschritte im Einsetzen künstlicher Gelenke, wie Hüftgelenks- oder Kniegelenksprothesen, geht der Trend in der Orthopädie eindeutig in Richtung gelenkerhaltender Operationen. Neben neuen knochenschonenden Verankerungsmodellen der künstlichen Gelenke liegt das besondere Augenmerk auf dem Knorpelersatz. Die Möglichkeit operativer Verfahren sollte bei jedem Patienten abgewogen werden. Bestimmte Verletzungen sollten einer operativen Therapie zugeführt werden, da ansonsten Arthrose Vorschub geleistet wird. Die Beurteilung muss einem Gelenkspezialisten vorbehalten sein.

Knorpelersatz statt künstlicher Gelenke

Knorpelzellen anzüchten

Das Einbringen neuer Knorpelschichten in ein degenerativ verändertes Gelenk wird zur Zeit intensiv erforscht und mit wachsenden Erfolgen angewendet. Hier besteht einmal die Möglichkeit, Knorpelzellen des Patienten operativ zu gewinnen und außerhalb des Körpers in Zellkulturen zu vermehren. Anschließend wird der angezüchtete Knorpel in das Gelenk des Patienten zurückverpflanzt. Die möglichen Trägersubstanzen der Knorpelzellen, in die dann die neuen Knorpelsubstanzen einwachsen, und deren Fixierung werden zurzeit noch intensiv erforscht. Auch können durch bestimmte biochemische Verfahren Muskelzellen, Knochenmarkzellen und Fettzellen in Knorpelzellen umgewandelt werden, die dann in das Patientengelenk verpflanzt werden. Auch aus Stammzellen von erwachsenen Personen kann im Idealfall ein neuer funktionsfähiger Knorpel gebildet werden, während die meisten anderen Verfahren nur ein minderwertiges Knorpelersatzgewebe produzieren.

Andere operative Verfahren

Ausgewählten Indikationen sind die Gelenkspülung (Lavage, Debridement), die Knorpelglättung und teilweise Knocheneröffnung unterhalb der Knorpelschicht zur Anregung von Knorpelersatzgewebe vorbehalten (Chondroplastik, Abrasion, Mikrofrakturierung). Die klinischen Ergebnisse sind nur teilweise befriedigend. Eine weitere Möglichkeit besteht besonders bei umschriebenen Knorpeldefekten in der Transplantation von Knorpel-Knochen-Zylindern. Hier wird beim Patienten Knorpel von wenig belasteten Gelenkanteilen auf die Defektstellen transplantiert.

Neu: Knorpel transplantieren

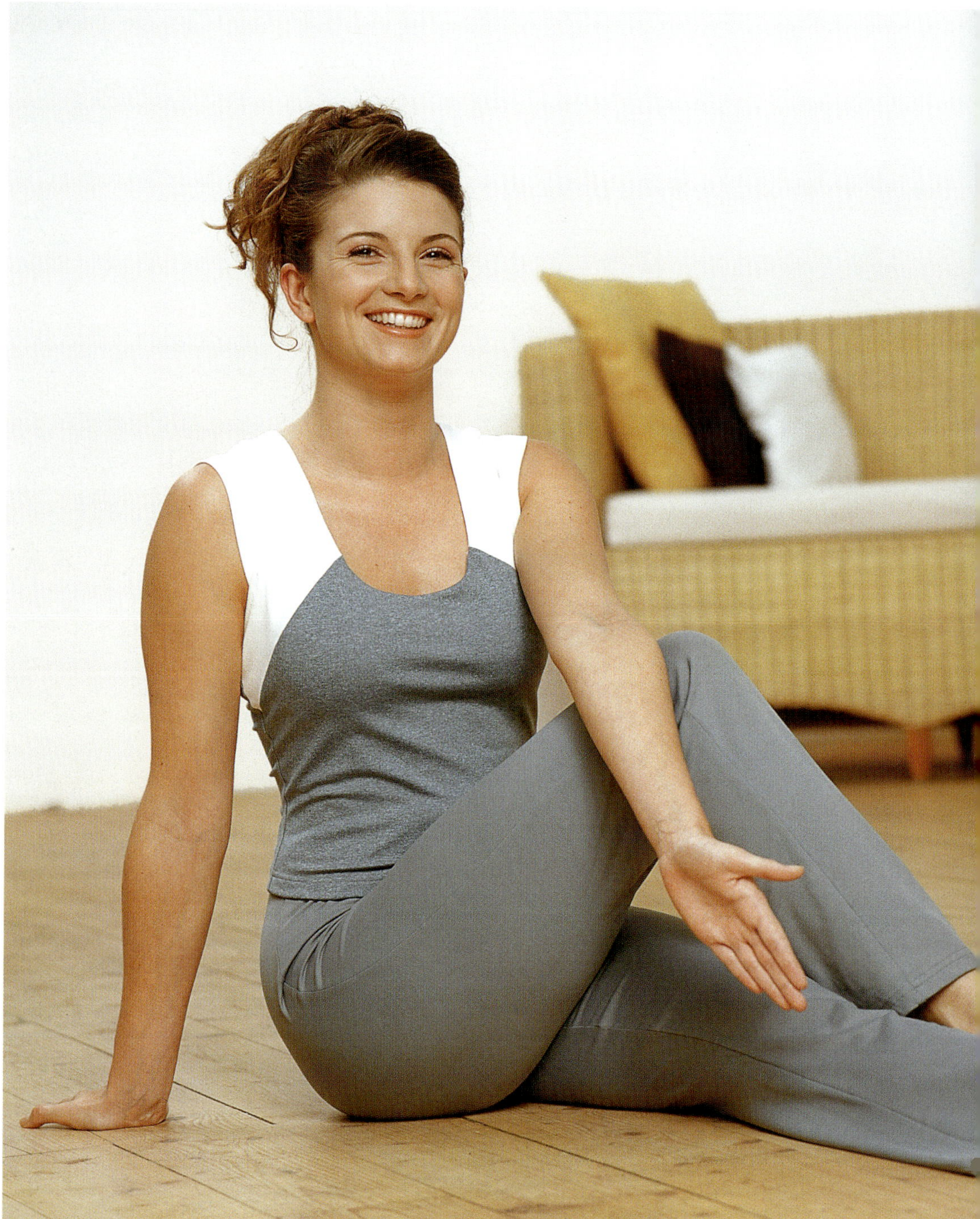

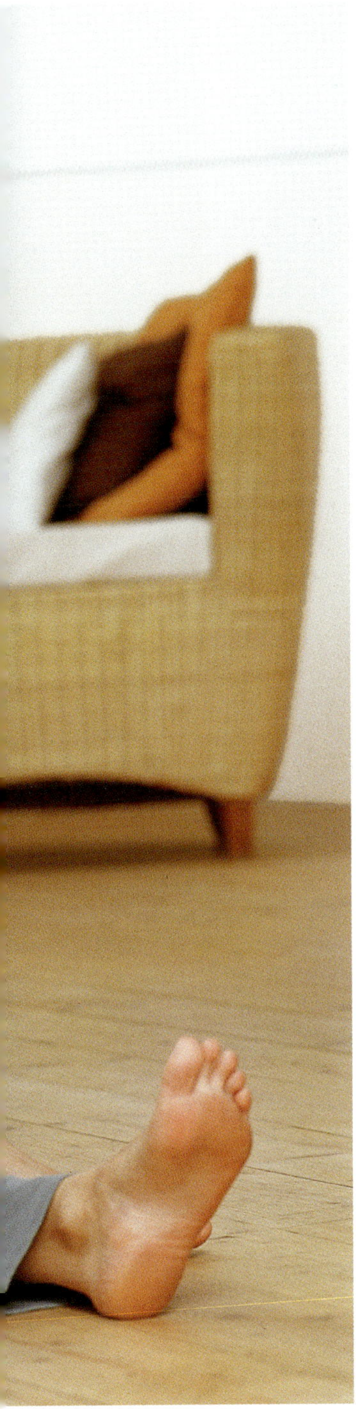

Gelenke – topfit durch Sport

Sich ausgewogen ernähren und für ausreichende Bewegung sorgen – in vielen Fällen könnte man allein durch diese Maßnahmen verhindern, dass sich eine Gelenkerkrankung bildet oder dass sie besonders ausgeprägt auftritt. Hinzu kommt, dass sich der Grad unserer Mobilität auf unser Lebensgefühl auswirkt: Je beweglicher und dynamischer wir sind, desto wohler fühlen wir uns in und mit unserem Körper.

Das optimale Bewegungstraining für junge Gelenke

Ein Gelenk kann nur dann seine Aufgabe uneingeschränkt erfüllen, wenn es, eingebettet in die verschiedenen Reaktionsketten, mit anderen bindegewebigen Strukturen eine Einheit bildet. Ist diese Einheit gestört, zum Beispiel auf Grund einer Muskel-, Koordinations- oder Ausdauerschwäche oder auch einer Sehnenverkürzung, kann das komplexe Gelenksystem nur mehr eingeschränkt funktionieren – und es entstehen über kurz oder lang Knorpelverletzungen und/oder Schäden anderer Gelenkstrukturen.

Richtig körperlich trainieren

Bewegungsmangel – Ursache frühzeitiger Knorpeldegeneration

Mangelnde Bewegung ist einer der Hauptrisikofaktoren für Erkrankungen des Herz-Kreislauf-Systems sowie degenerative (Gelenk-)Erkrankungen. Inzwischen weiß man, dass Bewegungsmangel zu einer frühzeitigen Degeneration des Gelenkknorpels führen und ebenso die Entstehung einer Osteoporose begünstigen kann. Außerdem lassen neueste Erkenntnisse darauf schließen, dass angemessen dosierte Bewegungstherapien offenbar auch entzündungshemmend wirken.

Sport sorgt für optimistische Lebenseinstellung

Hinzu kommt, dass Menschen, die regelmäßig Sport treiben, mehr Freude am Leben und eine optimistischere Grundhaltung haben als jene, die sich nur selten oder gar nicht zum Training aufraffen können.

Leistungssport kann Gelenken schaden

So wie sich Bewegungsmangel ungünstig auf die Gelenke auswirkt, so gilt es inzwischen als erwiesen, dass auch übermäßiger Sport bzw. Extremsport oder Leistungssport zu einem vorzeitigen Gelenkverschleiß führt. So leiden Balletttänzer überdurchschnittlich häufig unter Arthroseerscheinungen am Kniegelenk, Fußknöchel und/oder Grundgelenk der Großzehe. Dagegen konnte zum Beispiel bei Langstreckenläufern bislang keine erhöhte Tendenz zur Arthrose festgestellt werden. Offensichtlich tolerieren die Gelenke ohne Probleme selbst große Belastungen, für die sie von der

Natur aus konstruiert sind, wohingegen andere übermäßige, nicht natürliche Belastungen vorzeitigen Verschleißerscheinungen den Weg bahnen. Im Übrigen leiden auch Eishockeyspieler, Fuß- und Handballer häufiger als andere unter degenerativen Gelenkschäden. Bislang lässt sich jedoch nicht eindeutig feststellen, ob die Arthrose in diesen Fällen durch eine chronische Überbeanspruchung der Gelenke oder eher durch Verletzungen bedingt ist. Zudem erhöhen Leistungssport und extreme Anstrengungen den oxidativen Stress beträchtlich und schwächen das Immunsystem. Ein angemessenes, regelmäßiges Training stärkt dagegen das Immunsystem.

Leistungssport erhöht den oxidativen Stress

Auch Prellungen begünstigen Gelenkerkrankungen

Dass sichtbare Gelenkschäden wie Knorpeldefekte, Bandverletzungen (etwa des Kreuzbandes) und Meniskusschäden einen vorzeitigen Gelenkverschleiß bzw. die Entstehung von Arthrose begünstigen, ist seit langem bekannt. Relativ neu ist die Erkenntnis, dass Verletzungen wie Prellungen oder Verstauchungen, die zunächst keine objektiv nachweisbaren Schäden verursachen, auf der zellulären Ebene dennoch Entzündungs- und Degenerationsprozesse in Gang setzen, die schließlich in eine Gelenkarthrose münden. Hiervon besonders betroffen sind Sportler, die ihren Körper im Training immer wieder überfordern. Normalerweise werden Belastungen dank des bindegewebigen Systems über den ganzen Körper verteilt und damit abgefedert; ist der Bewegungsapparat nicht ausreichend trainiert, nicht genügend aufgewärmt oder durch Über- oder Fehlbelastung »übermüdet«, büßt auch das bindegewebige System seine Pufferfunktion ein, und die Gelenkknorpel sind den Belastungsspitzen voll ausgesetzt. Die Folge sind irreparable Schäden, die schließlich eine Gelenkerkrankung nach sich ziehen.

Vorbeugen

Wer regelmäßig eine sanfte Ausdauersportart ausübt, durch die Knorpel und Gelenke mäßig be- und auch wieder entlastet werden, beugt am besten Gelenkerkrankungen vor. Empfehlenswerte Sportarten für gesunde Gelenke sind z. B. Joggen, Walken, Radfahren und Skilanglauf. Auch Krafttraining der gelenkstabilisierenden Muskulatur übt einen schützenden Effekt auf das Gelenk aus.

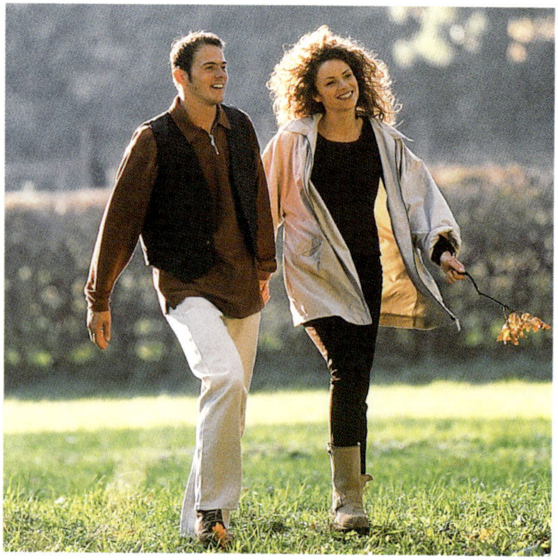

Ein langer Spaziergang ist günstig für die Gelenke.

Bewegung ja – aber richtig

Dass Sport nicht immer ein Allheilmittel ist, wissen vor allem Personen, die unter chronischen Gelenkbeschwerden leiden. Tatsächlich kann der Krankheitsprozess bei Gelenken, die bereits arthrotisch geschädigt sind, durch Sportarten sogar beschleunigt werden, die mit einem ruck- oder stoßartigen Druck einhergehen. Nicht minder problematisch ist es, wenn das Gelenk zu sehr geschont wird. Denn mangelnde Bewegung lässt das Gelenk im wahrsten Sinn des Wortes »einrosten« (siehe Seite 11).

Des Weiteren verkürzen sich durch mangelnde Bewegung Bänder und Sehnen, die angrenzende Muskulatur verliert immer mehr an Kraft und Elastizität. Damit gerät der Patient in einen Teufelskreis. Die Untätigkeit verstärkt nicht nur die Bewegungsbeeinträchtigung, sondern auch den degenerativen Prozess der Gelenke; dadurch nimmt die Schmerzintensität weiter zu – und der Betroffene schränkt seine Bewegungen nun erst recht drastisch ein. Die Folgen: In gleichem Maß, wie die unterstützenden Strukturen weiter an Stärke, Spannkraft und Flexibilität einbüßen und somit immer mehr ihre »Stoßdämpferfunktion« für die Gelenke verlieren, nimmt auch die Qualität der Gelenkflüssigkeit ab; dadurch trocknet das Knorpelgewebe immer weiter aus und wird dünner und weicher.

Ein erkranktes Gelenk nur sanft bewegen

Für ein erkranktes Gelenk ist eine Form der Bewegung notwendig, bei der das Gelenk einerseits nur mäßig bis leicht belastet wird, die andererseits jedoch ausreichend effektiv ist, um Muskeln, Sehnen und Bänder zu kräftigen und elastisch zu halten. Auf diese Weise wird die Bildung von Gelenkflüssigkeit angeregt, und es können Reparaturvorgänge in Gang gesetzt werden. Regelmäßige Bewegung, die am besten den gesamten Bewegungsradius des Gelenks umfasst, ist zudem notwendig, um eine Versteifung des Gelenks zu verhindern.

Aus der Tabelle von Seite 122 können Sie ersehen, welche Sportarten günstig für Ihre Gelenke sind und welche Sie bei bestehender Arthrose meiden sollten.

Tests zur Selbsteinschätzung

Kraft (Leistungsfähigkeit), Beweglichkeit, Koordination und Ausdauer – dies sind die vier Eckpfeiler, auf die sich Ihre Fitness stützt. Ist nur eine dieser vier Säulen instabil, wirkt sich dies auf Ihre gesamte körperliche (und geistige) Verfassung aus.

Wie fit sind Sie?

Damit Sie den Grad Ihrer Fitness und Beweglichkeit selbst ermitteln können, haben wir für Sie auf der Grundlage der neuesten sportwissenschaftlichen Erkenntnisse verschiedene Tests entwickelt.

- Leistungsfähigkeit: Getestet wird die Kraft vor allem der großen Muskelgruppen, ob sie Ihre wichtigsten Gelenke ausreichend gut stabilisieren bzw. entlasten können.
- Beweglichkeit: Unser bewegungsarmer Alltag zwingt bestimmte Muskeln regelrecht dazu, sich zu verkürzen, zu verhärten und zu verspannen. Zum Schutz unserer Gelenke müssen diese muskulären Ungleichgewichte frühzeitig erkannt und ausgeglichen werden.
- Koordination: Hier steht vor allem Ihr Gleichgewichtsgefühl auf dem Prüfstand. Selbst wenn Sie bei diesem Test gut abschneiden, sollte es Ihr Ziel sein, die Koordination der Bewegungsabläufe stetig zu verbessern – auf diese Weise kann die Verletzungsanfälligkeit Ihres Muskel-Gelenk-Systems deutlich gesenkt und Gelenkbelastungen auf ein Minimum reduziert werden.
- Ausdauer: Eine gute Ausdauer ist die Basis für ein optimales Leistungsvermögen.

Bitte beachten

- Zur Beurteilung Ihrer Leistungsfähigkeit finden Sie auf Seite 103 eine Tabelle zur Bewertung der Tests für Kraft, Beweglichkeit und Koordination. Diese stützt sich auf langjährige Erfahrung, ersetzt allerdings nicht die individuelle Beurteilung durch einen Spezialisten.

- Ab Seite 108 folgen die Übungen, die Ihnen helfen, Defizite auszugleichen oder die bestehende Fitness weiter auszubauen. Die Übungen bauen auf den Tests auf.

Tests zur Kraft

1 Bauchmuskulatur

1. Auf den Rücken (z. B. auf den Boden) legen und die Beine so anwinkeln, dass Oberschenkel und Hüfte sowie Ober- und Unterschenkel einen rechten Winkel bilden. Die Arme vor der Brust verschränken, Ihre Hände berühren die Schulter.
2. Dann den Kopf anheben und das Kinn gegen das Brustbein drücken.

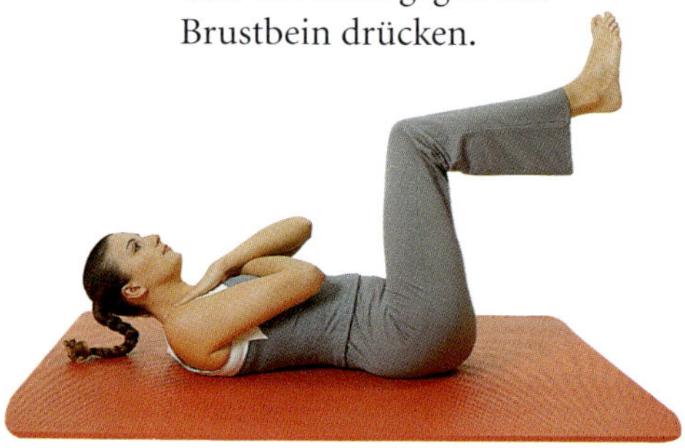

Die Kraft der Bauchmuskulatur testen.

3. Heben Sie den Oberkörper nun leicht an, die Schultern befinden sich in der Luft, und atmen Sie aus.
4. In dieser Position zunächst 10 Sekunden verharren.
5. Spüren Sie keine Zeichen von Anstrengung oder Ermüdung, ziehen Sie den Oberkörper 10- bis 20-mal nach vorn in Richtung Beine; in dieser Position sollten Sie für jeweils etwa 2 Sekunden den erhobenen Oberkörper halten.

2 Großer Gesäßmuskel (Musculus gluteus maximus)

Auswertung der Tests siehe Seite 103

1. Auf den Rücken legen, die Beine hüftbreit und leicht angewinkelt auf den Boden stellen. Ihre Arme liegen neben dem Körper, die Handrücken befinden sich auf dem Boden. Die Lendenwirbelsäule liegt zunächst noch auf dem Boden.
2. Nun »rollen« Sie, beginnend mit dem Steißbein, das Becken langsam vom Boden weg nach oben.
3. Dann Wirbel für Wirbel, beginnend an der Lendenwirbelsäule, den Rücken bis zur Brustwirbelsäule aufrollen, bis nur noch Ihre Füße (ganzen Fuß belasten) und die Schulterblätter auf dem Boden liegen.
4. Die Hüfte so weit in die Hüftstreckung heben, bis Sie in der Leiste und/oder in den Oberschenkelvorderseiten einen leichten Dehnungsreiz verspüren.

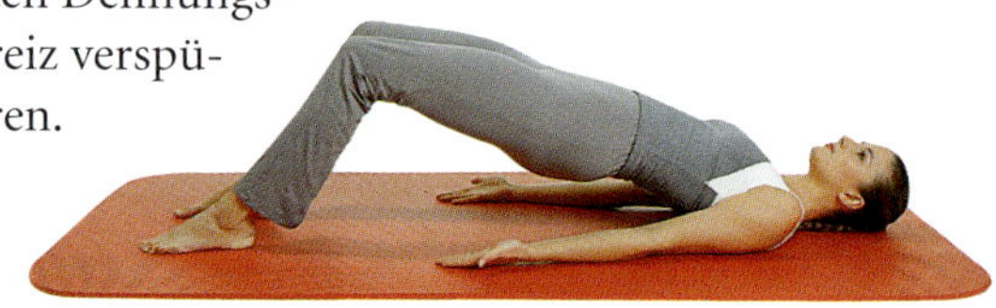

Die Leistungsfähigkeit des großen Gesäßmuskels testen.

Variante

Führen Sie die Übung dynamisch (siehe Seite 108) durch. Gehen Sie nur mit einem Bein in die Brücke, das zweite Bein wird in der Verlängerung der Körperlängsachse gestreckt gehalten. (Bewertung wie Test 2)

3 Kleine Gesäßmuskeln (Musculus gluteus medius und minimus)

Achten Sie darauf, dass Ihr Körper während des Tests in gesamter Länge gestreckt bleibt und Sie im Hüftgelenk nicht abknicken.

1. Auf die Seite legen und das untere Bein in Hüfte und Kniegelenk im 90-Grad-Winkel anziehen; der Kopf liegt auf dem Oberarm.

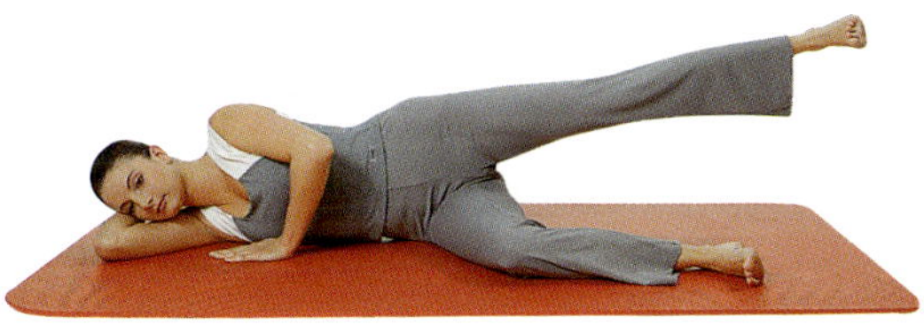

So testen Sie den kleinen Gesäßmuskel.

2. Nun das gestreckte obere Bein leicht drehen, sodass es mit der Fußspitze zum Boden zeigt.
3. Nun spreizen Sie es etwa 30° nach oben ab und senken es anschließend bis knapp über dem Boden, ohne es abzulegen. Diese Bewegung führen Sie im Zwei-Sekunden-Rhythmus durch.
4. Danach die Seite wechseln.

4 Hintere Oberschenkelmuskulatur (Hamstrings)

Dieser Test ist nicht ganz einfach. Halten Sie sich bitte genau an die Beschreibung, dann lässt sich diese Übung sicher und effektiv durchführen.
Achten Sie auf mögliche Ausweichbewegungen, und halten Sie die Spannung im Muskel während der Übung permanent aufrecht.

Auswertung der Tests siehe Seite 103

1. In der Bauchlage beide Hände links und rechts unter die Hüftknochen legen, eventuell noch zusätzlich ein Handtuch oder Kissen zum Abpolstern unter die Hüfte legen.
2. Die Hüften nach unten auf die Hände drücken. Halten Sie unbedingt diese Position.

Test der Kraft der hinteren Oberschenkelmuskulatur.

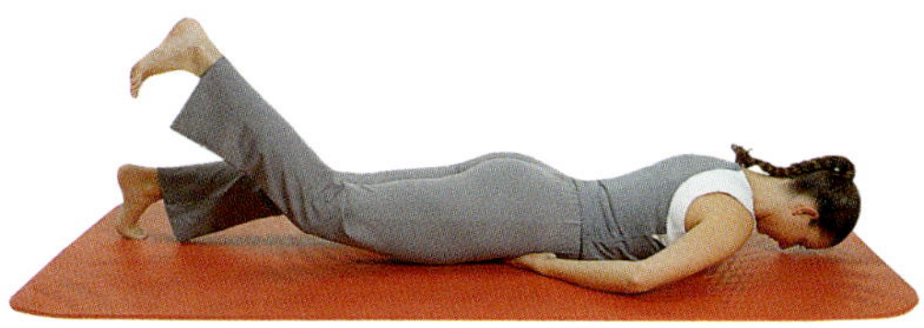

3. Dann ein Bein im 90-Grad-Winkel beugen.
4. Nun das gebeugte Bein in Verlängerung der Körperlängsachse am Boden entlang Richtung Fuß schieben. Sie spüren sicher die Muskelarbeit an der Beinrückseite.
5. Danach die Seite wechseln.

5 Langer Rückenstrecker (Musculus erector trunci)

Es empfiehlt sich, die Kante des Tisches mit einem Handtuch oder dünnen Kissen zu polstern.

So testen Sie den langen Rückenstrecker.

1. Mit dem Bauch so über einen Tisch oder eine Bank legen, dass die Beckenknochen nicht aufliegen. Mit den Armen halten Sie sich an den Tischseiten fest.

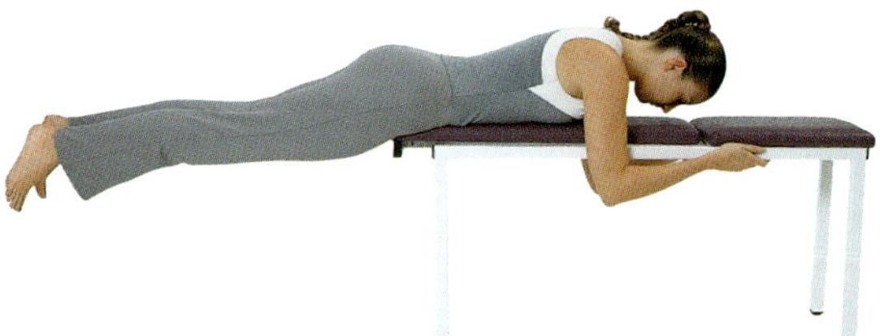

2. Nun die Beine und das Becken soweit anheben, bis sich die gestreckten Beine in einer waagerechten Linie mit dem Oberkörper befinden.

6 Schulterblattfixatoren

Die Kraft der Schulterblattfixatoren testen.

1. Stellen Sie sich mit dem Rücken an eine Wand (ca. 1,5 Fußlängen von der Wand entfernt), heben Sie die im Ellenbogen rechtwinklig gebeugten Arme an.
2. Legen Sie die Arme an die Wand (»Das Y an der Wand«). Dabei sind die Ellenbogen leicht unter Schulterhöhe und drücken zusammen mit der Faust (Daumenseite) gegen die Wand. Schaffen Sie dies nicht, lassen Sie die Unterarme horizontal nach vorn zeigen (Sie sollten dann die Dehnungsübung für die Brust im Türrahmen durchführen, siehe Seite 111).
3. Spannen Sie Ihren Körper an, und machen Sie ihn gerade.
4. Drücken Sie sich nun mit den Schulterblättern ca. 3 Zentimeter weit von der Wand weg, und wiederholen Sie diese Bewegung im Zwei-Sekunden-Rhythmus, ohne mit dem Körper Schwung zu holen.

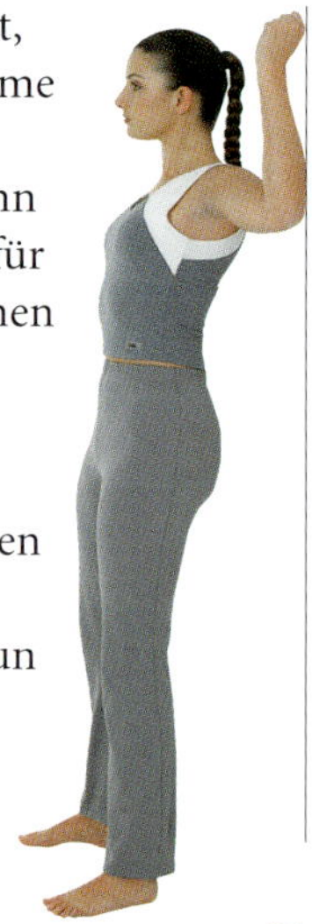

7 Rumpf

Mit drei einfachen Spannungstests können Sie prüfen, ob Ihre Muskulatur fähig ist, Ihre Wirbelsäule wirksam zu schützen und zu stützen.
Führen Sie diese Tests am besten mit einem Partner durch, der die korrekte Ausführung der Übung ohne eine Ausweichbewegung kontrolliert.

Auswertung der Tests siehe Seite 103

7a Vordere Rumpfstabilität

1. Gehen Sie in den Liegestütz, und stützen Sie sich auf den Unterarmen ab; Ihre Ellenbogen befinden sich genau unter den

Test der vorderen Rumpfstabilität.

Schultern. Ihr Körper ist dabei gespannt.
2. Den Bauch anspannen, dabei darauf achten, dass Ihre Lendenwirbelsäule stabil ist und dass Sie Ihre Schultern nicht hochziehen. Diese Stellung halten.

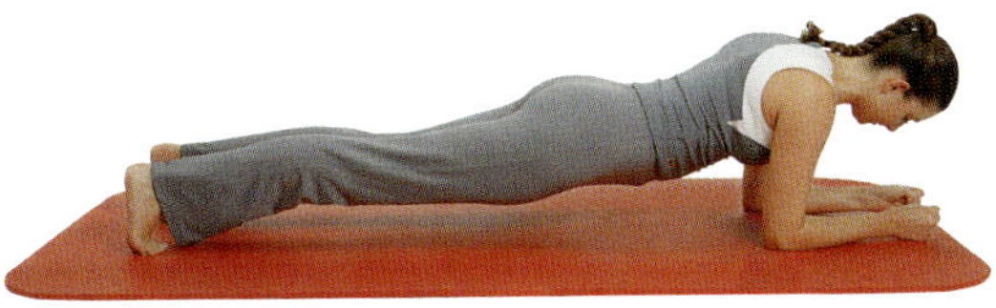

3. Dann ein Bein 2 Zentimeter vom Boden abheben und diese Position mindestens 10 Sekunden halten (siehe Kasten unten).

Auswertung der Tests siehe Seite 103

7b Seitliche Rumpfstabilität

1. Auf die Seite legen und auf Ellenbogen und Unterarm abstützen. Halten Sie Ihren Rücken gerade.

Bitte beachten

Folgende Ausweichbewegungen dürfen Sie beim Test 7a zur vorderen Rumpfstabilität nicht machen:

- Ihr »freihängendes« Becken darf nicht absinken.
- Ihre Lendenwirbelsäule darf nicht »durchhängen«.
- Keines der beiden Schulterblätter darf sich vom Rücken abheben (»abflügeln«).

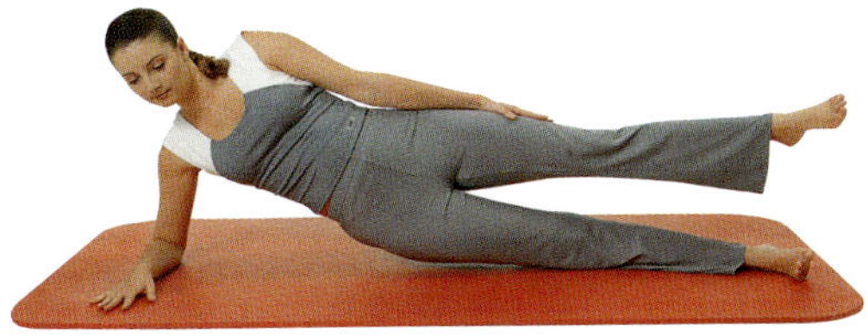

So testen Sie die seitliche Rumpfstabilität.

2. Nun das Gesäß anspannen und die Hüfte heben, bis Ihr gesamter Körper eine Linie bildet. Ihr Schultergürtel ist dabei angespannt, Sie stützen den Arm aktiv aus der Schulter heraus, sodass Sie das Gefühl haben, Ihre Schultern ziehen von den Ohren weg und Ihr Hals wird länger.
3. Heben Sie jetzt das obere Bein, und halten Sie die Position mindestens 10 Sekunden (siehe Kasten unten rechts).

Bitte beachten

Folgende Ausweichbewegungen dürfen Sie beim Test 7b zur seitlichen Rumpfstabilität nicht machen:

- Ihr Becken darf nicht absinken.
- Der stützende Schultergürtel darf nicht absinken.
- Das Becken darf nicht nach vorn oder hinten wegdrehen.
- Der Oberkörper darf nicht nach vorn oder hinten wegdrehen.
- Der Kopf darf nicht in Richtung Brustkorb oder Boden abknicken.

7c Hintere Rumpfstabilität
1. Mit gestreckten Armen auf den Rücken legen. Dann den Oberkörper auf Unterarmen und Ellenbogen abstützen. Die Beine dabei gestreckt halten.

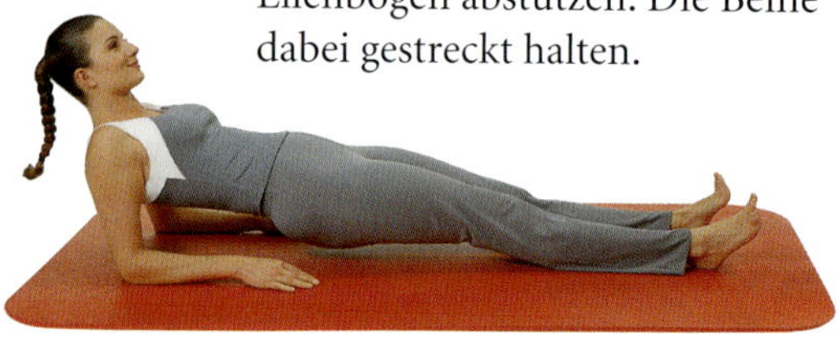

Test der hinteren Rumpfstabilität.

2. Nun das Becken anheben und den Körper strecken, bis Beine, Becken und Oberkörper einschließlich des Kopfes eine möglichst gerade Linie bilden. Der Körper ruht nun ausschließlich auf den Unterarmen und Ellenbogen sowie auf den Fersen.
3. Die gestreckte Position für 20 Sekunden halten (siehe Kasten rechts).

Tests zur Beweglichkeit

Dehnübungen gehören zu jedem Trainingsprogramm eines Sportlers: Sie fördern die Beweglichkeit der Gelenke und verbessern den Spannungszustand der Muskulatur.
Mit gedehnten Muskeln und Sehnen wird nicht nur das Verletzungsrisiko gemindert, sondern können auch Beanspruchungen wesentlich leichter ausgeglichen werden.

Bitte beachten

Folgende Ausweichbewegungen dürfen Sie beim Test 7c zur hinteren Rumpfstabilität nicht machen:

- Ihr Rumpf darf nicht aus der geraden Position absinken.
- Ihr Becken darf nicht nach unten durchhängen.
- Ihr Becken darf nicht seitlich ausweichen.

Auswertung der Tests siehe Seite 103

Zugleich ist die ausreichende Dehnfähigkeit insbesondere der Sehnen und Bänder eine wichtige Voraussetzung für eine gleichmäßige Gelenkbelastung. So kann zum Beispiel eine Sehnenverkürzung zu unterschiedlicher Muskelspannung und in der Folge zu einer ungleichmäßigen oder nicht angepassten Gelenkbelastung führen. Zudem verbessern regelmäßige Dehnübungen die Gleitfähigkeit zwischen Bindegewebe und Muskelfasern.
Achten Sie deshalb darauf, dass Sie vor jedem Trainingsprogramm die Muskulatur aufwärmen und mit leichten Dehnübungen in die notwendige Flexibilität bringen. Das Trainingsprogramm sollte mit einem Cool-down, also einigen leichten Dehnübungen, beendet werden, um die Spannung aus

der Muskulatur wieder herauszunehmen.

8 Brustmuskulatur und Schultergürtel

Die Beweglichkeit von Brustmuskulatur und Schultergürtel testen.

1. Auf den Rücken legen und die Beine aufstellen.
2. Aus dieser Position die gestreckten Arme in die Senkrechte führen und dann langsam über dem Kopf auf dem Boden ablegen. Der Rücken bleibt während der gesamten Übung am Boden liegen.

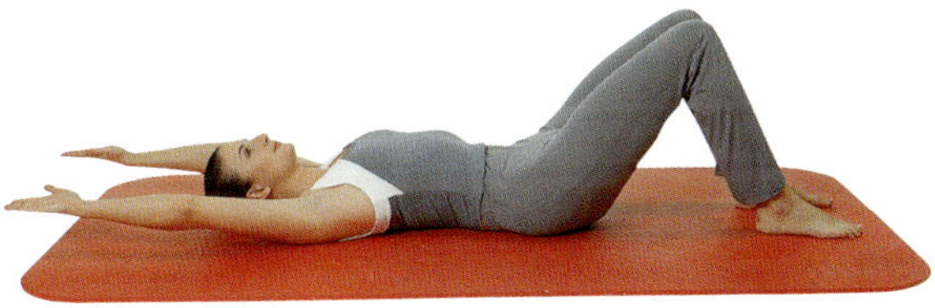

9 Hüftbeuger (Musculus iliopsoas)

1. Mit dem Rücken so auf einen stabilen Tisch oder einen Kasten legen, dass Ihr Gesäß die Kante berührt.
2. Um die Wirbelsäule zu schützen, das linke Bein anziehen und mit beiden Armen möglichst eng an den Körper heranziehen. Das rechte Bein lassen Sie im Knie abgewinkelt in der Hüfte locker nach unten fallen.
3. Der Winkel zwischen Ihrem rechten Oberschenkel und der Horizontalen (Tischkante) gibt Aufschluss über die Beweglichkeit des Hüftbeugers bzw. Lendendarmbeinmuskels.
4. Dann das Bein wechseln.

So testen Sie die Beweglichkeit des Hüftbeugers.

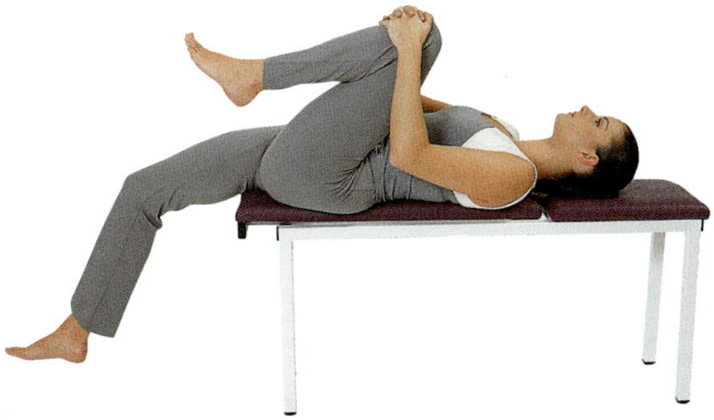

10 Vordere Oberschenkelmuskulatur (Quadrizeps)

Die vordere Oberschenkelmuskulatur hat Auswirkungen auf Knie und Hüfte.
Für den folgenden Test benötigen Sie einen Partner, der Ihnen bei der Beurteilung der Beugung des Unterschenkels behilflich ist.

1. Der Übungsaufbau entspricht dem vorhergehenden Test.
2. Nun lassen Sie Ihren Unterschenkel locker und entspannt hängen.
3. Zur Beurteilung der Beweglichkeit der vorderen Oberschenkelmuskulatur ist der Winkel zwischen Ober- und Unterschenkel ausschlaggebend.
4. Dann das Bein wechseln.

Auswertung der Tests siehe Seite 103

So testen Sie den Zwillingswadenmuskel (oben) und den Schollenmuskel (unten) auf Beweglichkeit.

11 Füße und Waden

Die Wadenmuskulatur besteht aus zwei Muskeln. Der Zwillingswadenmuskel arbeitet besonders gut, wenn das Knie gestreckt ist, der so genannte Schollenmuskel, wenn das Knie gebeugt ist. Wir geben deshalb zwei verschiedene Tests vor, die beide gleich bewertet werden können.

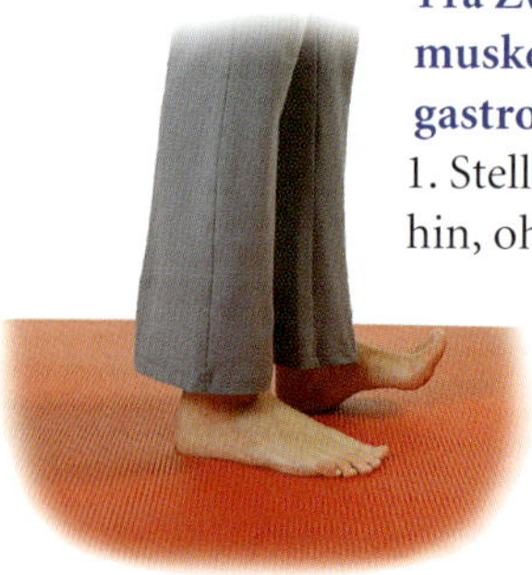

11a Zwillingswadenmuskel (Musculus gastrocnemius)

1. Stellen Sie sich gerade hin, ohne mit der Hüfte nach hinten auszuweichen, und belasten Sie ein Bein.
2. Nun den Vorfußballen des anderen Fußes anheben, während die Ferse am Boden bleibt.
3. Dann die Seite wechseln.

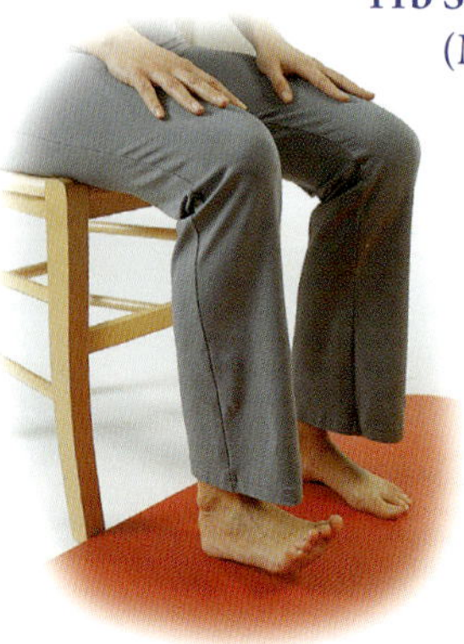

11b Schollenmuskel (Musculus soleus)

1. Setzen Sie sich so auf einen Stuhl, dass sich der Oberschenkel in möglichst waagerechter Position befindet. Der Fuß steht genau senkrecht unter dem Knie.
2. Nun die Fußsohle so weit wie möglich anheben.
3. Dann die Seite wechseln.

Auswertung der Tests siehe Seite 103

12 Hintere Oberschenkelmuskulatur (Hamstrings)

1. Auf den Rücken legen, ein Bein gestreckt anheben und den Oberschenkel unterhalb der Kniekehle mit beiden Händen greifen; das gestreckte Bein Richtung Oberkörper ziehen. Das andere Bein bleibt gestreckt auf dem Boden liegen.

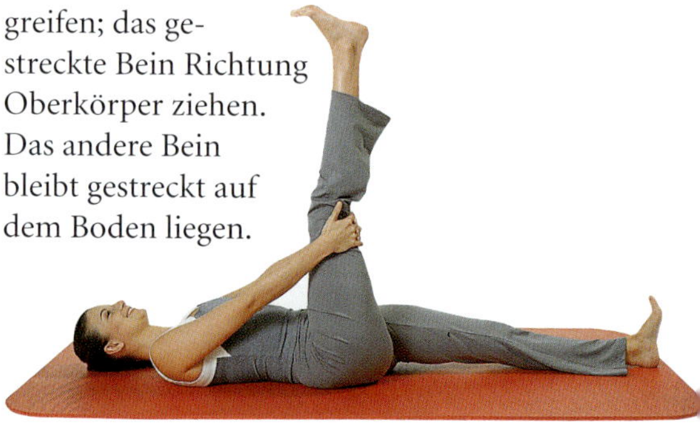

2. So lange ziehen, bis ein Dehnungsreiz der Oberschenkelrückseite ein weiteres Anziehen des gestreckten Beins verhindert.
3. Danach die Seite wechseln.

Test der Beweglichkeit der hinteren Oberschenkelmuskulatur.

13 Piriformismuskel

Der Piriformismuskel ist für die Außendrehung der Hüfte zuständig. Außerdem sorgt er dafür, dass sich die Füße beim Gehen etwas nach außen drehen. Der Piriformismuskel ist besonders häufig verspannt.

Die Beweglichkeit des Piriformismuskels testen.

Für die Bewertung brauchen Sie einen Partner. Dieser soll das Bewegungsausmaß der rechten mit der linken Seite vergleichen.

1. Auf den Bauch legen und die Stirn auf den Händen ablegen. Die Kniegelenke müssen auf dem Boden eng nebeneinander liegen.

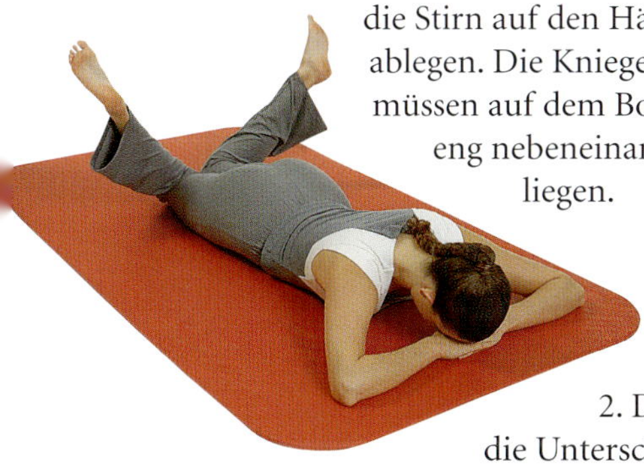

2. Dann die Unterschenkel zu 90° anwinkeln und nach außen fallen lassen.

14 Adduktoren

Auswertung der Tests siehe Seite 103

Die Adduktoren befinden sich an der Innenseite des Oberschenkels. Mit ihrer Hilfe lassen sich die Beine seitlich an den Körper heranziehen. Dehnübungen für die Adduktoren sind besonders wichtig. Gerade Männer leiden sehr häufig unter einer Verkürzung dieser Muskelgruppe.

14a Lange Adduktoren

1. Aufrecht mit dem Rücken an eine Wand setzen, das Gesäß ist ganz nah an der Wand, und ein Hohlkreuz machen.
2. Die gestreckten Beine so weit wie möglich spreizen. Die Füße und Zehen anziehen, sie zeigen zur Zimmerdecke.

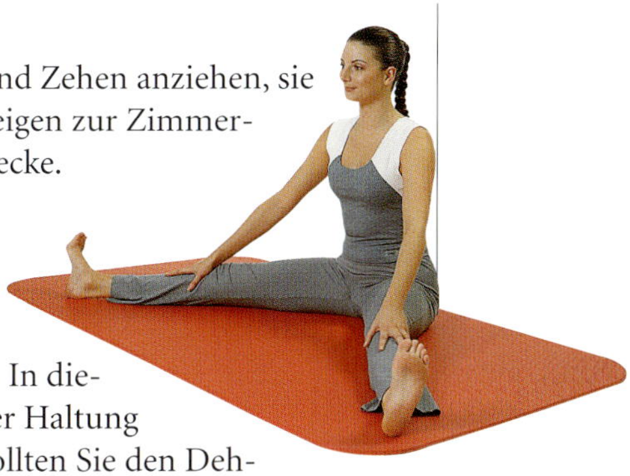

3. In dieser Haltung sollten Sie den Dehnungsreiz vor allem an der Oberschenkelinnenseite verspüren. Ein weiterer Dehnungsreiz entsteht oft an der Oberschenkelrückseite – dieser deutet auf eine Verkürzung der hinteren Beinbeugemuskeln hin.

So testen Sie die langen Adduktoren (oben) und die kurzen Adduktoren (unten) an der Innenseite der Oberschenkel.

14b Kurze Adduktoren

Bei diesem Test sollten Sie nicht mit den Beinen federn und Ihre Beine nicht aktiv nach außen bzw. nach unten drücken, arbeiten Sie nur mit dem Eigengewicht Ihrer Beine. Für die Bewertung brauchen Sie einen Partner. Dieser soll das Bewegungsausmaß der rechten mit der linken Seite vergleichen.

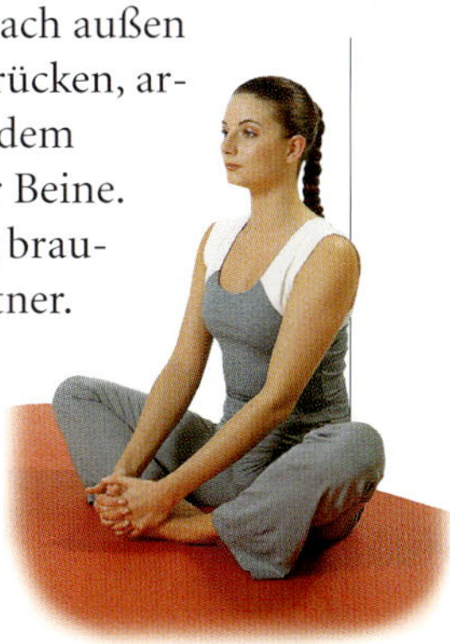

1. Aufrecht mit geradem Rücken an eine Wand setzen, die Beine aufstellen.
2. Nun die Fußsohlen eng nebeneinander stellen, die Fersen sollen möglichst nahe am Gesäß sein.

3. Lassen Sie die Knie nach außen wegkippen. Sie spüren die Dehnung nahe der Leistenregion; den Dehnungsreiz können Sie verstärken, indem Sie ein leichtes Hohlkreuz bilden.

Tests zur Koordination

Ob Geschicklichkeit, Reaktionsfähigkeit oder Gleichgewichtsgefühl – alle diese Fähigkeiten sind Aspekte der Koordination. Je besser die Koordination, desto zielgerichteter und präziser laufen unsere Bewegungen ab. Davon profitieren wir nicht nur beim Sport, sondern letztlich bei allen aktiven Handlungen, wie sie uns im Alltag begegnen.

15 Einbeinstand

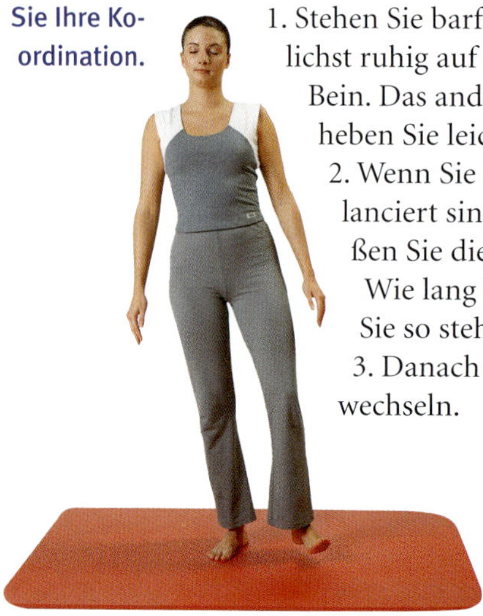

Mit dem Einbeinstand testen Sie Ihre Koordination.

1. Stehen Sie barfuß möglichst ruhig auf einem Bein. Das andere Bein heben Sie leicht an.
2. Wenn Sie ausbalanciert sind, schließen Sie die Augen. Wie lang können Sie so stehen?
3. Danach die Seite wechseln.

16 Zahlen- und Buchstabenschreiben

Lassen Sie sich bei geschlossenen Augen von Ihrem Partner mit dem Finger oder einem geeigneten Gegenstand Zahlen oder Buchstaben auf die Fußsohle schreiben. Versuchen Sie, diese zu erkennen.

Auswertung der Tests siehe Seite 103

Tests zur Ausdauer

Wer Ausdauertraining betreibt, stärkt die Fähigkeit des Organismus, Anstrengungen gut auszuhalten und sich danach relativ rasch wieder zu erholen. Vor allem das Herz profitiert von einem regelmäßigen Ausdauertraining: Sein Volumen vergrößert sich, sodass es bei gleicher Leistung weniger oft schlagen muss. Deshalb gilt das Ausdauertraining als wirkungsvolle Prophylaxe gegen Herzinfarkt. Um herauszufinden, ob Sie Ihrem Alter entsprechend über genug Ausdauer verfügen, aber auch, um Ihre Trainingseinheiten optimal überwachen zu können, bietet sich der Einsatz einer Pulsuhr an. Sie können aber auch mit Hilfe Ihrer Armbanduhr den Puls zählen. Auf diese Weise können Sie vermeiden, sich zu unter- bzw. überfordern, und schaffen damit sehr gute Voraussetzungen für ein effektives Gelenktraining.

Bewertung der Tests zu Kraft, Beweglichkeit und Koordination

Kraft	Sehr gut	Gut	Schwach	Seite
Test 1	20-mal	10-mal	keine 10 Sek. halten	94
Test 2	10-mal	10 Sek. halten	keine 10 Sek. halten	94
Test 3	mind. 20-mal	15-mal	max. 10-mal	95
Test 4	mind. 15-mal	6- bis 14-mal	max. 5-mal	95
Test 5	mind. 10-mal	10 Sek. halten, 5-mal wiederholen	keine 10 Sek. halten	96
Test 6	mind. 10-mal	6-mal	max. 5-mal	96
Tests 7 a–c	mind. 20 Sek. halten	mind. 10 Sek. halten	nicht durchführbar	96–98

Beweglichkeit	Sehr gut	Gut	Schwach	Seite
Test 8	Ober- und Unterarme liegen auf dem Boden auf	Nur Unterarme liegen auf	Arme berühren den Boden nicht	99
Test 9	Oberschenkel hängt 15° nach unten	Oberschenkel ist horizontal	Oberschenkel zeigt mehr als 15° nach oben	99
Test 10	Winkel kleiner 90°	Winkel = 90°	Winkel größer 90°	99
Tests 11 a–b	Winkel zwischen Vorfußballen und Boden = 20° (2 cm vom Boden)	Winkel zwischen Vorfußballen und Boden = 5–10° (1 cm vom Boden)	Sie können den Fuß nur anziehen, wenn Sie mit dem Gesäß nach hinten ausweichen	100
Test 12	Bein = senkrecht	Winkel Bein/Boden = 70–90°	Winkel Bein/Boden = kleiner 70°	100
Test 13	Die Seite, auf der das Bein nicht so weit nach außen »fällt«, müssen Sie dehnen.			100
Test 14 a	Spreizung mind. 45°	Spreizung 30–45°	Spreizung max. 30°	101
Test 14 b	Die Seite, auf der das Bein nicht so weit nach außen/unten »fällt«, müssen Sie dehnen.			101

Koordination	Sehr gut	Gut	Schwach	Seite
Test 15	mind. 15 Sek.	max. 15 Sek.	max. 5 Sek.	102
Test 16	Sie können die Buchstaben und Zahlen sicher erkennen	... Differenz zwischen links und rechts sicher erkennen	... Buchstaben/Zahlen nicht sicher erkennen	102

So berechnen Sie Ihren Ausdauerindex

3000 : Puls A + 3000 : Puls B + 3000 : Puls C = Ausdauerindex

BEISPIEL:

Pulswert bei Belastungsende	(Puls A)	= 165
Pulswert nach 1 Minute	(Puls B)	= 125
Pulswert nach 2 Minuten	(Puls C)	= 100

3000 : 165 + 3000 : 125 + 3000 : 100 = Ausdauerindex 72,18

Vergleichen Sie nun das Ergebnis von 72,18 mit den Angaben in der Bewertungstabelle rechts. Dabei werden Sie feststellen, dass ein Trainierender unter 35 Jahren damit ein befriedigendes Ergebnis erzielt, während der Sportler über 35 Jahren mit diesem Wert gut abschneidet.

Harvard-Step-Test

Mit dem Harvard-Step-Test die Ausdauerleistung ermitteln.

Für diesen Test steigen Sie im Zwei-Sekunden-Rhythmus vier Minuten lang auf eine Bank und wieder herunter – das somit etwa 30-mal pro Minute. Mit vier Schritten sind Sie wieder am Ausgangspunkt. Dabei bleibt es Ihnen überlassen, ob Sie immer mit dem gleichen Bein aufsteigen oder wechseln wollen. Die Höhe der Stufe richtet sich nach Ihrer Körpergröße (siehe Tabelle rechts); sie kann eventuell mit Brettern ausgeglichen werden.

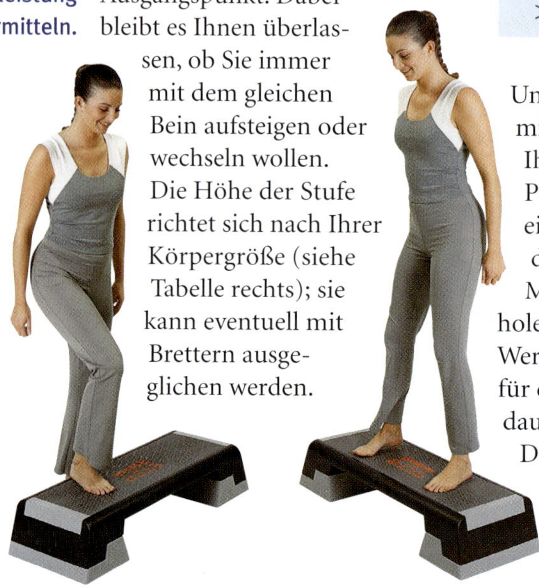

Berechnung der Stufenhöhe

Körpergröße	Stufenhöhe
< 152 cm	30 cm
< 160 cm	35 cm
< 175 cm	40 cm
< 180 cm	45 cm
> 180 cm	50 cm

Unmittelbar nach dem vierminütigen Test bestimmen Sie Ihre Herzfrequenz mit der Pulsuhr (Messung A). Nach einer Minute (Messung B) und dann nach einer weiteren Minute (Messung C) wiederholen Sie die Messung. Alle drei Werte setzen Sie in die Formel für den Harvard-Step-Test-Ausdauerindex ein (siehe Kasten). Die Bewertungstabelle für den Ausdauerindex hilft Ihnen, Ihr Ergebnis einzuschätzen.

Bewertung der Ausdauer

AUSDAUERINDEX	Jünger als 35 Jahre	Älter als 35 Jahre
< 50	Ungenügend	Mangelhaft
51–60	Mangelhaft	Ausreichend
61–70	Ausreichend	Befriedigend
71–76	Befriedigend	Gut
77–85	Gut	Sehr gut
86–90	Sehr gut	Hervorragend
> 90	Hervorragend	Absolute Spitze

Walking-Test

Gehen Sie so zügig wie möglich 2 Kilometer auf einer flachen Strecke; messen Sie die Strecke eventuell mit Hilfe eines Fahrradtachometers ab. Steht Ihnen ein Sportplatz mit einer 400-Meter-Rundbahn zur Verfügung, gehen Sie fünf Runden. Stoppen Sie die benötigte Zeit, und bestimmen Sie Ihren Belastungspuls direkt am Ende der Belastung. Mit den Tabellen auf Seite 106 können Sie Ihre Ausdauerleistungsfähigkeit bestimmen.

Cooper-Test

Dieser einfache Test wurde von dem amerikanischen Arzt und Physiologen Kenneth H. Cooper entwickelt. Er dient der Beurteilung der erreichbaren Laufleistung während eines 12-Minuten-Laufs auf einer ebenen Laufbahn. Das heißt, Sie laufen exakt 12 Minuten und versuchen dabei eine größtmögliche Laufstrecke zurückzulegen. Dieser Test lässt sich ebenso auf einer 400-Meter-Rundbahn wie auf einem Lauf-

Mit der Pulsuhr lässt sich die Herzfrequenz bestimmen.

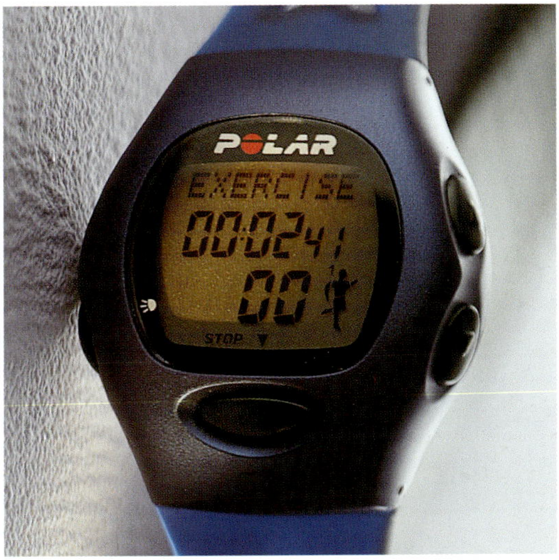

Bewertung der Walking-Zeit für Frauen

Alter	unterdurchschnittlich	durchschnittlich	überdurchschnittlich
20	> 17:15	17:15–15:45	< 15:45
25	> 17:22	17:22–15:52	< 15:52
30	> 17:30	17:30–16:00	< 16:00
35	> 17:37	17:37–16:07	< 16:07
40	> 17:45	17:45–16:15	< 16:15
45	> 17:52	17:52–16:22	< 16:22
50	> 18:00	18:00–16:30	< 16:30
55	> 18:07	18:07–16:37	< 16:37
60	> 18:15	18:15–16:45	< 16:45
65	> 18:30	18:30–17:00	< 17:00
70	> 18:45	18:45–17:15	< 17:15

Bewertung der Walking-Zeit für Männer

Alter	unterdurchschnittlich	durchschnittlich	überdurchschnittlich
20	> 15:15	15:15–13:45	< 13:45
25	> 15:30	15:30–14:00	< 14:00
30	> 15:45	15:45–14:15	< 14:15
35	> 16:00	16:00–14:30	< 14:30
40	> 16:15	16:15–14:45	< 14:45
45	> 16:30	16:30–15:00	< 15:00
50	> 16:45	16:45–15:15	< 15:15
55	> 17:00	17:00–15:30	< 15:30
60	> 17:15	17:15–15:45	< 15:45
65	> 17:30	17:30–16:00	< 16:00
70	> 17:45	17:45–16:15	< 16:15

Cooper-Test für Frauen

ALTER	sehr gut	gut	befriedigend	ausreichend	mangelhaft
20–29	2,16–2,32	1,97–2,15	1,79–1,96	1,54–1,78	< 1,54
30–39	2,08–2,22	1,90–2,07	1,70–1,89	1,50–1,69	< 1,50
40–49	2,00–2,14	1,79–1,99	1,58–1,78	1,41–1,57	< 1,41
50–59	1,90–2,08	1,70–1,89	1,50–1,69	1,34–1,49	< 1,34
60–69	1,76–1,89	1,58–1,75	1,39–1,57	1,25–1,38	< 1,25

Cooper-Test für Männer

ALTER	sehr gut	gut	befriedigend	ausreichend	mangelhaft
20–29	2,64–2,82	2,40–2,63	2,11–2,39	1,95–2,10	< 1,95
30–39	2,51–2,70	2,34–2,50	2,10–2,33	1,89–2,09	< 1,89
40–49	2,46–2,64	2,24–2,45	2,00–2,23	1,82–1,99	< 1,82
50–59	2,32–2,53	2,10–2,31	1,87–2,09	1,65–1,86	< 1,65
60–69	2,13–2,48	1,94–2,12	1,65–1,93	1,39–1,64	< 1,39

Die Zahlenangaben in der Tabelle bedeuten die in 12 Minuten zurückgelegte Distanz in Kilometern. Beispiel: 2,64 entspricht 2640 m.

bandergometer in einem Fitnessstudio durchführen.
Der Cooper-Test ist der am häufigsten verwendete Test, um Kondition und körperliche Verfassung zu beurteilen.

Beim Cooper-Test beachten

- Laufen Sie sich vor dem Test mindestens 10 Minuten locker ein und danach locker aus.
- Der Test empfiehlt sich nur für Trainierte, weil er relativ anstrengend ist. Im Zweifelsfall sollten Sie Ihren Arzt um Rat fragen.
- Sie können nur dann Ihre eigenen Ausdauerleistungen miteinander vergleichen, wenn Sie den Test bei stets gleichen Rahmenbedingungen (Wetter, Ernährung, Vorbelastungszustand, etc.) durchführen.
- Halten Sie bei der Durchführung des Lauftests das Tempo möglichst konstant.

Übungen zum Fitwerden

Wenn Sie die folgenden Übungen regelmäßig und genau nach Anleitung durchführen, können Sie gezielt Kraft-, Beweglichkeits-, Koordinations- oder Ausdauerdefizite ausgleichen bzw. bereits vorhandenes Fitnesspotenzial weiter ausbauen. Auf diese Weise beugen Sie nicht nur degenerativen Veränderungen, vorzeitigem Muskelabbau und dem »Einrosten« Ihrer Gelenke vor, sondern Sie sorgen auch dafür, dass Sie sich über kurz oder lang (wieder) rundum fit und vital fühlen. Zur Beurteilung Ihrer Leistungsfähigkeit finden Sie im Anschluss an den Übungskomplex zur Kräftigung eine Bewertungsskala.

Übungen gegen das »Einrosten«

Bitte beachten

In den Anleitungen zu den Übungen tauchen immer wieder spezielle Begriffe auf.

- Statisch: Halten der Spannungsposition über mehrere Sekunden.
- Dynamisch: Rhythmische Bewegungen in die Spannung oder Entspannung hinein.
- 1 Serie besteht aus mehreren Wiederholungen einer Übung. Nach einer Serie sollten Sie eine kurze Pause einlegen. Beispiel: 5 Wiederholungen entsprechen 1 Serie. 5 Serien bedeuten 5-mal 5 Übungen, also insgesamt 25.

Übungen zur Kräftigung

Kräftigungsübungen zielen in erster Linie darauf ab, unterentwickelte Muskeln aufzubauen. Davon profitieren nicht nur die einzelnen Muskelgruppen, sondern immer auch die Gelenke, da sie erst durch kräftige Muskeln optimal stabilisiert werden.
Zur Beurteilung der Kraftübungen, siehe Tabelle Seite 112.

1 Bauchmuskulatur

1a Crunches (Bauchpresse)
Mit dieser Übung, die sowohl für Anfänger als auch für Fortgeschrittene geeignet ist, wird die gesamte Bauchmuskulatur trainiert.
Führen Sie die Übung langsam, ruckfrei und ohne Schwung aus, auf diese Weise erzielen Sie mit wenigen Wiederholungen einen größeren Trainingseffekt. Achten Sie außerdem darauf, dass Ihr Kinn immer leicht zum Brustbein gezogen ist – als wollten Sie damit einen Apfel festhalten. Auf diese Weise vermeiden Sie es, die Hals- und Nackenmuskulatur zu sehr zu beanspruchen.

1. Auf den Rücken legen und die Beine so anheben, dass sie in der Hüfte und im Kniegelenk 90° abgewinkelt sind. Dies ist wichtig, sonst riskieren Sie unnötige Belastungen im Bereich der Lendenwirbelsäule.
2. Ihre Arme liegen parallel zum Körper ca. 10 cm vom Boden abgehoben, die Handflächen weisen Richtung Füße, die Fingerspitzen zur Zimmerdecke (als wollten Sie einen Klotz wegschieben).
3. Nun die Bauchmuskulatur anspannen und den Schultergürtel leicht anheben (crunch). Die Schulterblätter werden dabei nur wenig vom Boden abgehoben.

Mit der Übung Crunch kräftigen Sie die Bauchmuskulatur.

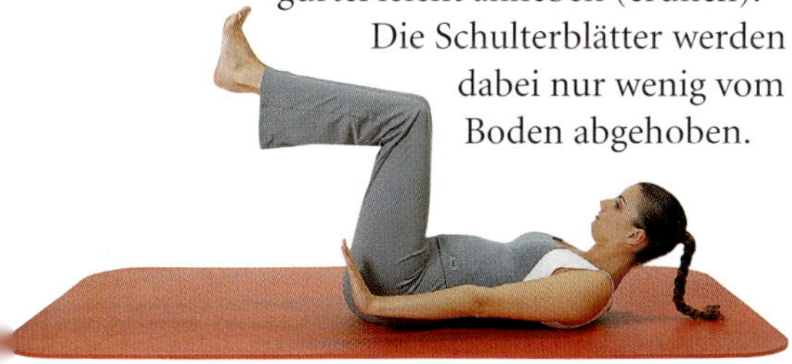

4. Atmen Sie während der Anspannung bewusst ein und aus. Die Anspannung der Bauchmuskulatur sollte während der gesamten Übungsdauer gehalten werden.
Achten Sie bei der Durchführung auf eine langsame, aber dynamische Durchführung.

Beurteilung der Kraftübungen siehe Seite 112

Variante zum Crunch

Übungsaufbau wie oben, jedoch werden nicht die Schulterblätter gehoben, sondern die Hüfte (reverse crunch).

1b Das L für Fortgeschrittene – statische Form

Die folgende Übung ist vor allem für Fortgeschrittene geeignet. Spüren Sie während der Übung ein Spannungsgefühl in den Oberschenkeln, ist Ihre Oberschenkelmuskulatur verkürzt.

1. Legen Sie sich auf den Rücken, die gestreckten Beine weisen senkrecht nach oben. Die Arme und Hände liegen parallel zum Körper mit den Handrücken auf dem Boden.
2. Nun die Fersen in Richtung Zimmerdecke schieben, so weit, wie Sie die Beine noch senkrecht halten können, ohne dass das Becken vom Boden abhebt.

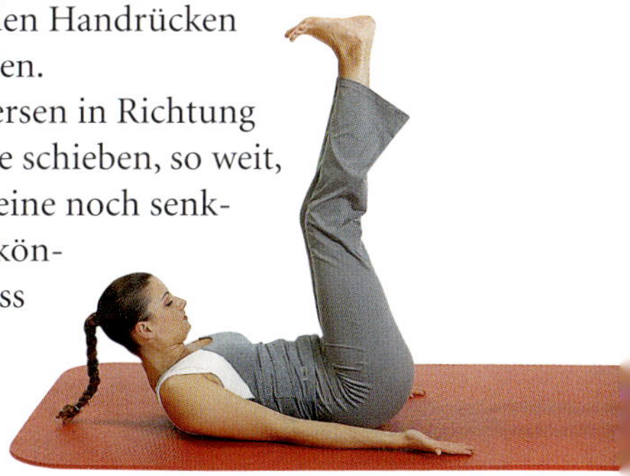

3. Achten Sie darauf, Ihr Kinn immer leicht zum Brustbein zu ziehen und dort zu halten.
4. Arme und Ellenbogen gegen den Boden drücken, dadurch erzielen Sie eine zusätzliche Kräftigung des Oberkörpers und des Schultergürtels. Wenn Sie dagegen Ihre Arme leicht anheben, verstärken Sie den Trainingseffekt für die Bauchmuskulatur.
5. Kneifen Sie Ihr Gesäß zusammen, auf diese Weise profitiert auch Ihr Beckenboden von der Übung.

Auch diese Übung kräftigt die Bauchmuskulatur.

6. Nun die Spannung etwa 10 Sekunden halten.
Achten Sie bei der Übung auf eine langsame Durchführung.

Variante: Dynamisches L
Wechseln Sie zwischen Spannung und Entspannung. Achten Sie hierbei darauf, möglichst kleine und kontrollierte Rollbewegungen des Beckens zu machen. Rollen Sie im Zwei-Sekunden-Rhythmus Ihr Becken in Richtung Zimmerdecke, und legen Sie es dann wieder auf dem Boden ab. Während der gesamten Übung wird die Spannung der Bauchmuskulatur beibehalten.

2 Großer Gesäßmuskel (Musculus gluteus maximus)

2a Gesäßkräftigung mit beiden Beinen

Beurteilung der Kraftübungen siehe Seite 112

Diese Übung ist zwar anstrengend, jedoch besonders effektiv und zudem sehr einfach durchzuführen. Darüber hinaus kräftigen Sie nicht nur Ihre Gesäß- und Rückenmuskulatur, sondern Sie entspannen gleichzeitig Ihre hüftbeugende Muskulatur.

1. Auf den Bauch legen und beide Hände links und rechts unter die Hüftknochen legen; eventuell stützen Sie ihre Hüfte zusätzlich mit einem Handtuch oder Kissen ab. Das Gesicht zeigt zum Boden.
2. Nun die Beine anwinkeln, bis die Unterschenkel senkrecht stehen, die Füße rechtwinklig zum Unterschenkel leicht anziehen.
3. Nun die Hüfte nach unten Richtung Hände drücken, die Kniegelenke heben dabei ein wenig vom Boden ab. Vielleicht spüren Sie schon einen Zug in der Leistengegend, sicher aber im Gesäß und in den Oberschenkelrückseiten.
4. Zur Steigerung des Übungseffekts schieben Sie die Knie am Boden entlang weg vom Körper.

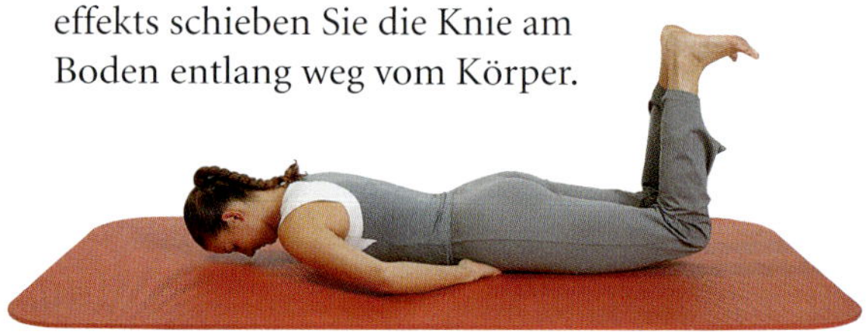

2b Gesäßkräftigung mit einem Bein

Die Übung zur Kräftigung des großen Gesäßmuskels lässt sich auch mit einem Bein durchführen. In diesem Fall achten Sie bitte darauf, dass Ihr gestreckt am Boden liegendes Bein entspannt ist. Drücken Sie ruhig weiter beide Hüften in die Handflächen, um ein Abheben der pausierenden Seite und damit eine Belastung des unteren Rückens zu vermeiden.

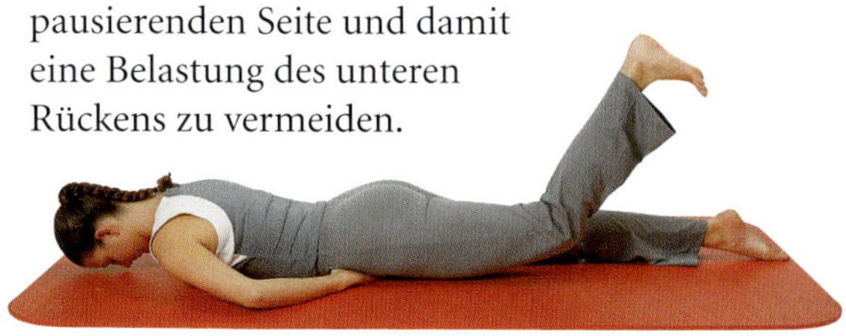

Beidbeinig (oben) oder einbeinig (unten) den großen Gesäßmuskel kräftigen.

3 Kleiner Gesäßmuskel

3a Seitliches Abspreizen

Beurteilung der Kraftübungen siehe Seite 112

Der auf Seite 95 beschriebene Test eignet sich auch hervorragend zur Kräftigung Ihrer kleinen Gesäßmuskeln. Trainieren Sie wie beschrieben im Zwei-Sekunden-Rhythmus, und steigern Sie allmählich die Anzahl, bis Sie ohne Mühe 20 Abspreizbewegungen durchführen können.

3b Seitenstabilisation

Mit dieser Übung trainieren Sie nicht nur Ihre kleinen Gesäßmuskeln, sondern auch Ihre seitliche Rumpfmuskulatur sowie Ihren Schultergürtel.
Zur Erleichterung können Sie die Übung auch mit angewinkelten Beinen durchführen (Oberkörper und Hüfte sollten Sie auch dann gestreckt und gerade halten!). Diese Übung sollten Sie als statische Übung ausführen, da sich bei dynamischer Ausführung leicht Fehler einschleichen können.

So trainieren Sie Ihren kleinen Gesäßmuskel.

1. Auf die Seite legen und auf Ellenbogen und Unterarm abstützen. Mit der Hand können Sie eine Faust bilden.

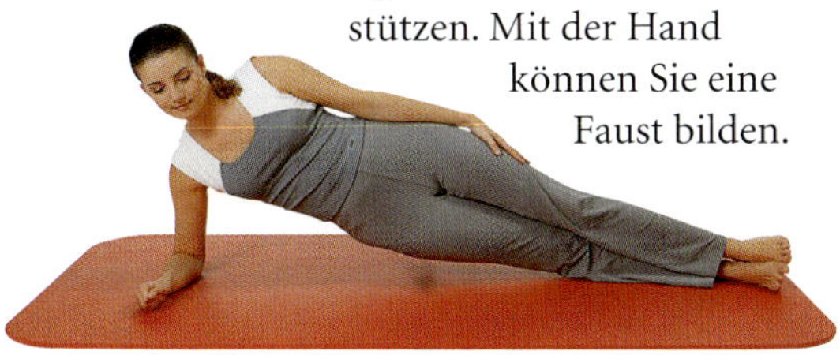

2. Halten Sie Ihren Rücken gerade, spannen Sie das Gesäß an, und heben Sie Ihre Hüfte, bis Ihr gesamter Körper eine Linie bildet. Ihr Schultergürtel ist angespannt.

4 Hintere Oberschenkelmuskulatur

Mit den Übungen zur Kräftigung der Gesäßmuskulatur (siehe Seite 110) stärken Sie gleichzeitig auch Ihre hintere Oberschenkelmuskulatur. Führen Sie die Übungen langsam und dynamisch durch.

5 Langer Rückenstrecker

Der auf Seite 96 beschriebene Test für den langen Rückenstrecker ist gleichzeitig eine gute Übung, um den langen Rückenstrecker zu kräftigen.

Ideale Übung zur Kräftigung der Schulterblattfixatoren.

6 Schulterblattfixatoren

Der Test »Y an der Wand« (siehe Seite 96) ist zugleich eine ideale Übung zur Kräftigung Ihrer Schulterblattfixatoren. Führen Sie die Übung zunächst statisch und später dann dynamisch durch.
Wenn Ihnen die Position an der geraden Wand Schwierigkeiten bereitet, führen Sie die Übung in einer Ecke durch.

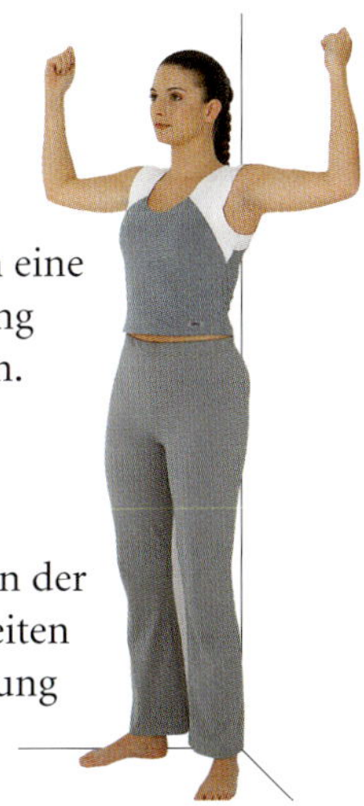

Beurteilung der Übungen zur Kräftigung

Übung	Sehr gut	Gut trainiert	Anfänger	Seite
Übung 1 a	20-mal wiederholen 3 Serien	10-mal wiederholen 3 Serien	10 Sek. halten 3–6 Serien	108
Übung 1 b	10- bis 15-mal wiederholen 3 Serien	5- bis 10-mal wiederholen 3 Serien	10 Sek. halten 3–6 Serien	109
Übung 2 a	10–20 Sek. halten 6–10 Serien	10 Sek. halten 3–6 Serien	kurz halten 3–6 Serien	110
Übung 2 b	10-mal wiederholen 3 Serien	10 Sek. halten 3–6 Serien	kurz halten 3–6 Serien	110
Übung 3 a	20-mal wiederholen 5 Serien	10-mal wiederholen 5 Serien	5-mal wieder- holen; 3–5 Serien	111
Übung 3 b	10–20 Sek. halten 6–10 Serien	10 Sek. halten 3–6 Serien	bis 10 Sek. halten 3–6 Serien	111
Übung 4	20-mal wiederholen 5 Serien	10-mal wiederholen 5 Serien	10–15 Sek. halten 3–5 Serien	111
Übung 5	15-mal wiederholen 5 Serien	6-mal wiederholen 5 Serien	5–10 Sek. halten 3–6 Serien	111
Übung 6	10- bis 20-mal wiederholen 5 Serien	10-mal wiederholen 5 Serien	5–10 Sek. halten 3–8 Serien	111
Übung 7	10–20 Sek. halten 5 Serien	10 Sek. halten 3–6 Serien	5–8 Sek. halten 3–6 Serien	112

7 Rumpfstabilität

Alle Tests hierfür (siehe Seite 96 bis 98) eignen sich auch gut als Übung zur Kräftigung Ihrer Rumpfstabilität. Wichtig ist, dass Sie die Übungen statisch, also gehalten, und nicht dynamisch durchführen (siehe Seite 108), sonst können sich Fehler einschleichen!

Als Anfänger sollten Sie eine Muskelspannung aufbauen, als wollten Sie die Übungsposition einnehmen. Nach einigen Trainingseinheiten werden Sie feststellen, wie sich Ihre Kraft steigert. Dann können Sie allmählich zu den Anweisungen für die Stufe »Gut trainiert« übergehen.

Übungen zur Beweglichkeit

Brustmuskulatur und Schultergürtel

Verbleiben Sie bei den folgenden Übungen mindestens 15 Sekunden, besser 30 bis 40 Sekunden in der Dehnung, ohne zu federn.

Rutschhalte

1. Gehen Sie in den Vierfüßlerstand, und setzen Sie sich auf Ihre Fersen.
2. Dann die gestreckten Arme so weit wie möglich nach vorn schieben, bis Ihre Oberschenkel senkrecht stehen.

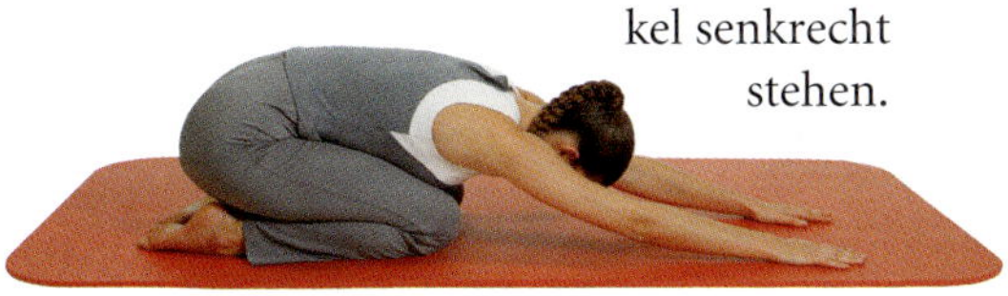

Dies ist die Startposition zur Schultergürteldehnung.

Der Oberkörper hängt entspannt nach unten. Sie spüren einen Dehnungsreiz in den Armen und in den Seiten.

Brustdehnung im Türrahmen mit verschiedenen Armpositionen

1. Stellen Sie sich in Schrittstellung in einen Türrahmen, das linke Bein steht vorn.
2. Legen Sie den im Ellenbogen rechtwinklig gebeugten linken Arm locker an die Wand neben dem Türrahmen. Der Arm ist entspannt und der Ellenbogen etwa auf Schulterhöhe.
3. Lassen Sie die Schulter bewusst fallen, und verlagern Sie Ihr Körpergewicht etwas nach vorn.

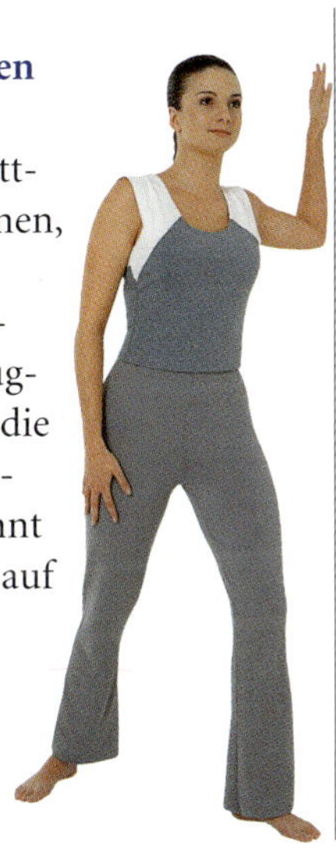

Übung zur Dehnung der Brustmuskulatur.

Darauf sollten Sie bei den Dehnübungen achten!

- Halten Sie die Dehnübungen mindestens 15 Sekunden, besser 30 bis 40 Sekunden, ohne zu federn. Dehnen Sie behutsam in die Spannung hinein, bis Sie einen leichten Zug verspüren (ohne dabei Schmerzen zu empfinden).
- Legen Sie nach jeder Dehnung eine kurze Entspannungszeit von ca. 2 Sekunden ein.
- Führen Sie insgesamt 3 Serien durch.
- Lenken Sie Ihre ganze Aufmerksamkeit auf die Muskelpartie, die Sie dehnen möchten. Achten Sie zudem immer auf eine gleichmäßige Atmung.
- Dehnen Sie möglichst regelmäßig – am besten täglich oder wenigstens alle zwei Tage.

Wichtige Hinweise zu den Dehnübungen siehe Seite 113

Ihr Oberkörper bleibt gerade. Durch Überstrecken des Armes und Vorschieben des Oberkörpers spüren Sie einen Dehnungsreiz in Brust, Schultern und eventuell auch im Arm.
4. Alternativ können Sie Ihren Ellenbogen vor der Dehnung 1 bis 2 Handbreit nach oben (über der Horizontalen) oder auch nach unten verlagern. Mit diesen veränderten Ausgangspositionen beziehen Sie alle Teile der Brustmuskulatur in die Übung mit ein.

Arme und Brustmuskulatur

Ideal zur Dehnung der Arme und Brustmuskulatur.

Diese Übung eignet sich hervorragend für alle, die am Schreibtisch oder am Computer arbeiten.

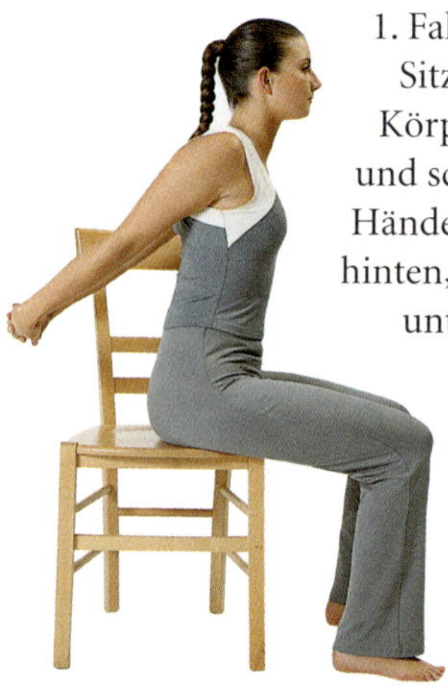

1. Falten Sie im Sitzen hinter dem Körper die Hände, und schieben Sie die Hände zunächst nach hinten, dann nach unten.
2. Strecken Sie Ihre Brust etwas nach vorn. Sie verspüren eine angenehme Spannung im Bereich Ihrer Schlüsselbeine und eventuell der Brustmuskulatur.

Hüftbeuger und vordere Oberschenkelmuskulatur

Ausfallschritt

Mit dieser Übung dehnen Sie die hüftbeugenden Muskeln und entlasten auf diese Weise Ihre Lendenwirbelsäule. Zudem ist diese Dehnung auch bei Hüft- und Knieproblemen empfehlenswert.

Die hüftbeugenden Muskeln dehnen.

1. Machen Sie einen tiefen Ausfallschritt, und legen Sie unter das hintere Knie ein Kissen oder eine Matte. Das vordere Bein ist 90 Grad gebeugt, Ihr Oberkörper ist in aufrechter Position. Mit Ihren Händen stützen Sie sich locker auf dem Oberschenkel ab – so vermeiden Sie eine unnötige Belastung der Lendenwirbelsäule. Alternativ können Sie sich mit Ihren Händen auch an einer Wand abstützen.

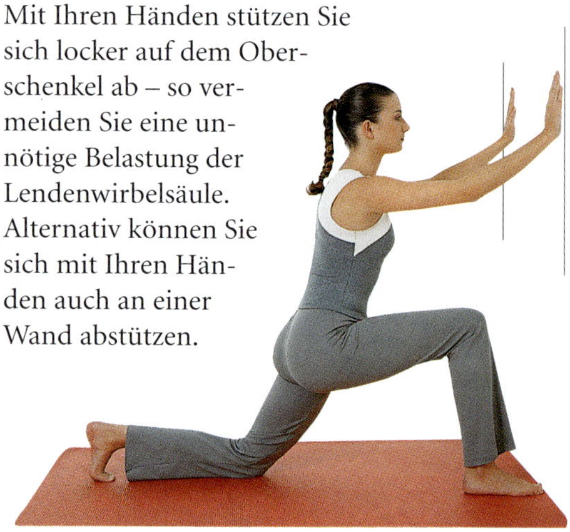

2. Nun schieben Sie das hintere Knie nach hinten, bis Sie eine Dehnung in der Leiste oder in der Vorderseite des hinteren Beines verspüren.

Wichtige Hinweise zu den Dehnübungen siehe Seite 113

3. Lassen Sie Ihre Hüfte nach unten fallen, und versuchen Sie sich zu entspannen. Dabei hilft ruhiges Atmen, wobei Sie sich vor allem auf eine tiefe Ausatmung konzentrieren.

Oberschenkeldehnung in Seitenlage

Mit dieser Übung dehnen Sie Teile der hüftbeugenden Muskeln sowie die vorderen Oberschenkelmuskeln. Auf diese Weise entlasten Sie Ihre Lendenwirbelsäule und beugen gleichzeitig möglichen Knieproblemen vor.
Beachten Sie bei dieser Übung bitte genau die Anweisungen, andernfalls sind Fehlbelastungen der Lendenwirbelsäule möglich.
Wenn Sie nicht an den Fuß reichen, können Sie auch ein Handtuch zu Hilfe nehmen.

1. Auf die Seite legen, der Kopf ruht auf dem angewinkelten unteren Arm. Das unten liegende Bein in Knie und Hüfte rechtwinklig beugen, sodass es vor der Hüfte liegt (wichtig für die Lendenwirbelsäule!).
2. Fassen Sie den Knöchel des oberen Beines mit dem gestreckten oberen Arm. Der Oberschenkel bildet nun die gerade Verlängerung des Oberkörpers.
3. Schieben Sie nun das Knie des oberen Beines erst entlang der Körperlängsachse, dann nach hinten weg, ohne dass die Hüfte nach hinten Richtung Boden wegkippt.
4. Danach wechseln Sie bitte die Seite.

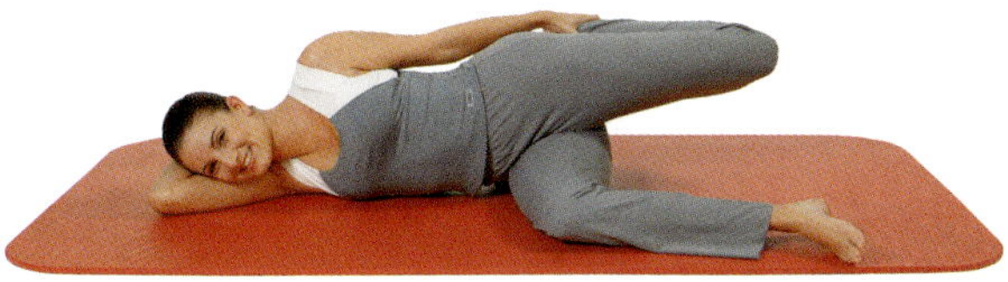

Variante im Stehen

Stellen Sie sich hin, heben Sie den linken Unterschenkel nach hinten an, und fassen Sie mit der linken Hand den linken Fuß am Rist. Ziehen Sie die Ferse an das Gesäß. Halten Sie die Rumpfmuskulatur gespannt. Dann die Seite wechseln.

So dehnen Sie Ihre vorderen Oberschenkelmuskeln.

Fuß und Wade

Bevor Sie nun mit den Dehnungsübungen der hinteren Oberschenkelmuskulatur (siehe Seite 116) beginnen, sollten Sie immer zu Beginn die Dehnungsübungen für Fuß und Wade durchführen. Es handelt sich im Bein um eine aufsteigende Muskel-Sehnen-Kette, eine Verkürzung der Wade würde die Dehnfähigkeit des Oberschenkels beeinträchtigen.

Zwillingswadenmuskel (Musculus gastrocnemis)
Der auf Seite 100 beschriebene Test ist gleichzeitig eine gute Übung, um den Zwillingswadenmuskel zu dehnen.

Schollenmuskel (Musculus soleus)
Der auf Seite 100 beschriebene Test ist gleichzeitig eine gute Übung, um den Schollenmuskel zu dehnen.

Wadendehnung auf einer Stufe
1. Stellen Sie sich mit dem Vorderfuß eines Fußes auf eine Stufe (z. B. einer Treppe), die Ferse überragt die Stufe. Der andere Fuß verbleibt zur Abstützung auf der Stufe.

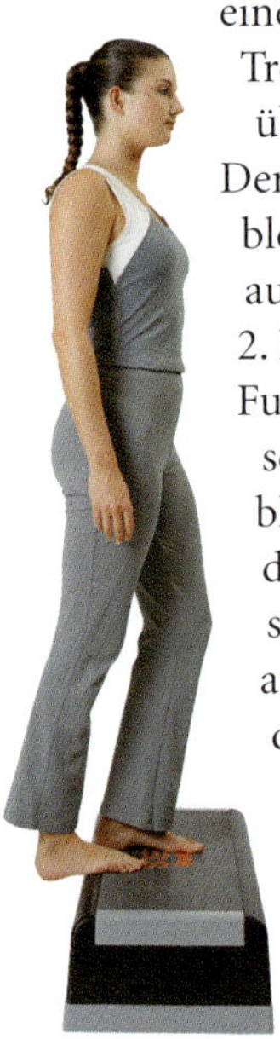

Mit dieser Übung dehnen Sie Ihren Wadenmuskel.

2. Nun die Ferse eines Fußes nach unten schieben. Das Knie bleibt gestreckt, und der Vorderfußballen steht auf der Treppe – auf diese Weise wird der Zwillingswadenmuskel gedehnt.
3. Um den Schollenmuskel intensiver zu spüren, schieben Sie aus dieser Position das Knie nach vorn und beugen es dabei leicht. Sie werden die Dehnung einige Zentimeter tiefer spüren.
4. Danach die Seite wechseln.

Wichtige Hinweise zu den Dehnübungen siehe Seite 113

Hintere Oberschenkelmuskulatur

Dehnübung mit dem Seil
Da Wade und hintere Oberschenkelmuskulatur zusammenarbeiten, zielt diese Übung auf die Dehnung beider Muskelgruppen.

1. Auf den Rücken legen, das zu dehnende Bein ist im Knie vollständig gestreckt.
2. Nun den Vorderfuß aktiv mit einem Seil (oder Handtuch oder Gurt) möglichst weit zum Schienbein ziehen.

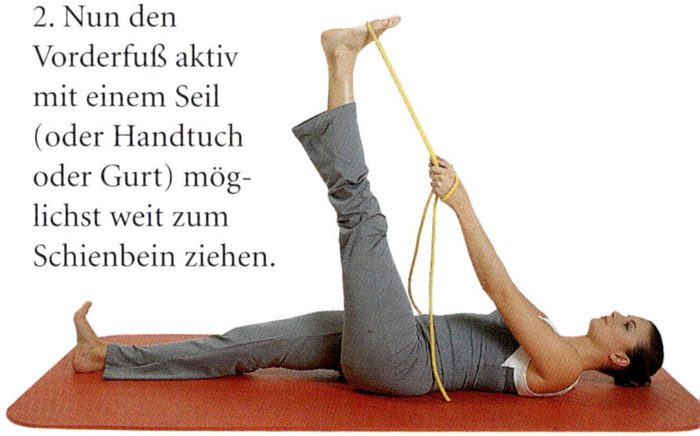

3. Heben Sie das Bein nun so hoch, wie Knie und Fuß diese Position beibehalten können. Das andere Bein bleibt gestreckt auf dem Boden liegen.
4. Danach die Seite wechseln.

Mit Hilfe des Seils werden Waden- und hinterer Oberschenkelmuskel gedehnt.

Dehnübung im Sitzen

Die folgende Dehnübung können Sie auch gut im Büro durchführen.

1. Setzen Sie sich auf die vordere Stuhlkante. Ein Bein wird gebeugt, das andere Bein wird gestreckt.
2. Nun den Vorderfuß des gestreckten Beines anziehen und dabei die Ferse möglichst eng an die Wand oder an ein Tischbein schieben.
3. Richten Sie Ihren Oberkörper jetzt gerade auf, als ob Sie fünf Zentimeter wachsen und größer würden. Sie spüren den Dehnungszug in Wade, Kniekehle und Oberschenkelrückseite. Bleibt dieser Dehnungsreiz aus, intensivieren Sie die Dehnung, indem Sie Ihren aufgerichteten Oberkörper etwas nach vorn beugen.

Auch im Sitzen lässt sich die hintere Oberschenkelmuskulatur dehnen.

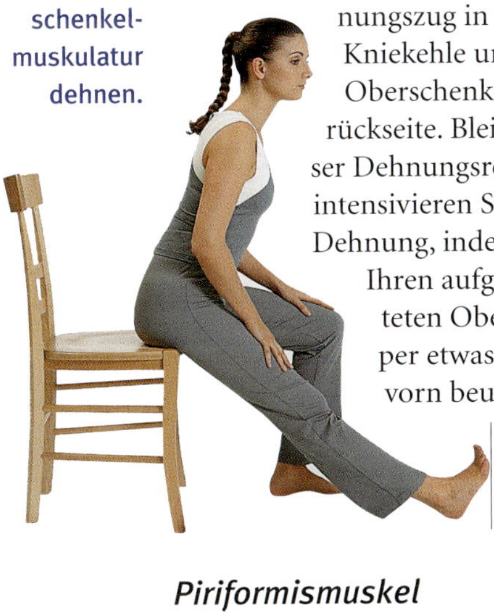

Piriformismuskel

1. Auf den Rücken legen, das rechte Bein in Hüfte und Knie rechtwinklig beugen, das linke so darüber schlagen, dass der Fußknöchel des linken Beines knapp oberhalb des Knies des rechten Beines liegt.
2. Umfassen Sie nun mit beiden Händen den Oberschenkel des rechten Beines, und ziehen Sie das Bein zum Körper, bis Sie einen Dehnungszug im Gesäß spüren.
3. Danach die Seite wechseln.

So dehnen Sie den Piriformismuskel.

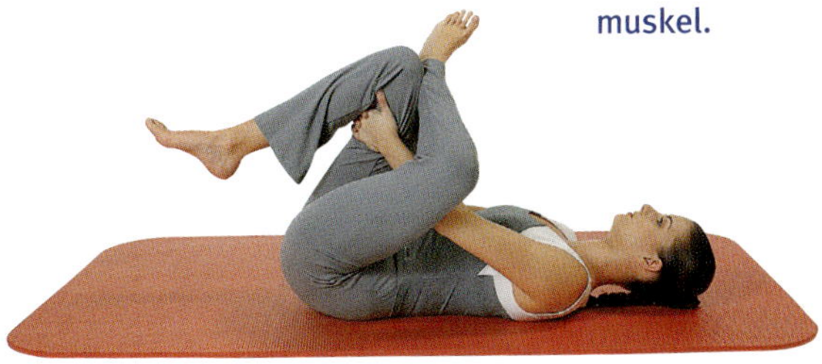

Lange und kurze Adduktoren

Die beiden Beweglichkeitstests für die langen und kurzen Adduktoren (siehe Seite 101–102) eignen sich auch sehr gut als Dehnübung.

Übungen zur Koordination

Sensibilisierungsübung der Fußsohle

Unser Fuß ruht auf drei Belastungspunkten. Diese Punkte entsprechen der Ferse sowie den Ballen der Groß- und Kleinzehe.

- Belasten Sie ganz bewusst Ihre Ferse und den Ballen der Groß- und Kleinzehe. Dann stehen Sie stabil. Besonders gut spüren Sie die Belastungspunkte, wenn Sie zusätzlich Ihre Zehen anheben.
- Verlagern Sie Ihren Schwerpunkt zwischen den drei Punkten hin und her.
- Erspüren Sie einbeinig stehend, ob Sie auf dem ganzen Fuß oder den Ballen bzw. der Ferse oder gar den Außenkanten stehen.

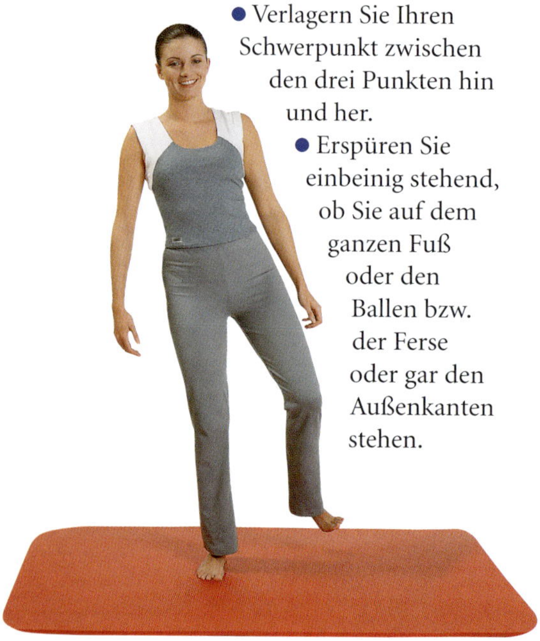

Sensibilisierungsübung für die Fußsohle.

- Wenn Sie Ihren Vorderfuß belasten, ziehen Sie ganz bewusst Ihre Zehen an und halten Ihr Gleichgewicht.

Mit diesen Übungen verbessern Sie Ihre Tiefenwahrnehmung, die Kontrolle über Ihren Fuß und Ihren Stand sowie über die Muskelketten, die eine stabilisierende Funktion für den ganzen Körper haben.

Baum im Wind

Diese Übung nach Feldenkrais harmonisiert Ihren gesamten Körper und macht insbesondere Ihre Füße sensibel und kräftig. Die Füße bleiben während der gesamten Übung fest auf dem Boden.

1. Stehen Sie fest auf Ihren drei Punkten, und verlagern Sie Ihr Gewicht abwechselnd nach vorn und hinten und dann nach links und rechts, ohne die aufrechte Haltung aufzugeben.

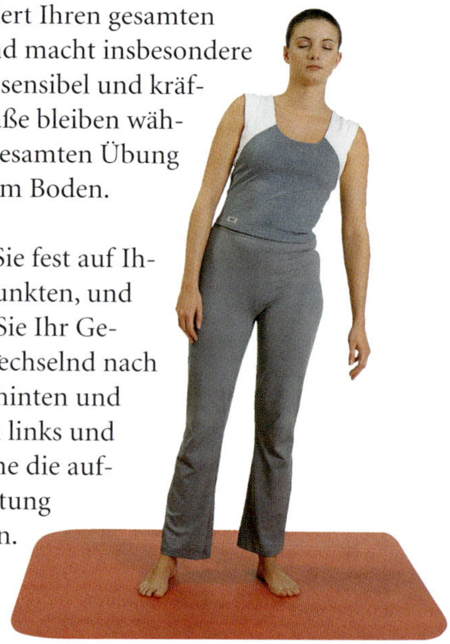

2. Stellen Sie sich dabei vor, Sie seien ein Baum im Wind. Fühlen Sie in Ihre Fußsohlen. Welchen der drei Punkte belasten Sie? Welche Muskeln im Körper spannen Sie an?

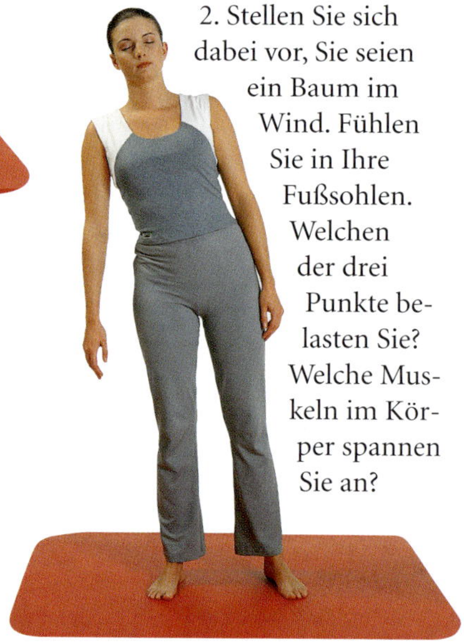

Schwanken wie ein Baum im Wind fördert die Koordination.

3. Wenn Sie die Bewegung gut kontrollieren können, probieren Sie es einmal mit einer kleinen Kreisbewegung. Durch das Schließen der Augen wird die Übung anspruchsvoller.

Känguru

1. Springen Sie mit beiden Beinen auf der Stelle. Variieren Sie dabei die Höhe Ihrer Sprünge, und zwar von wenigen Zentimetern bis zur maximalen Höhe, die Sie erreichen können.
2. Dann springen Sie mit nur einem Bein.
3. Anschließend springen Sie abwechselnd vom rechten auf den linken Fuß.
4. Als weitere Steigerung können Sie verschiedene Muster (vorwärts, rückwärts, seitwärts) springen.
5. Unterschiedlich weiche Materialien, auch der Einsatz eines Minitrampolins, fördern ebenfalls die Tiefenwahrnehmung und Koordination.

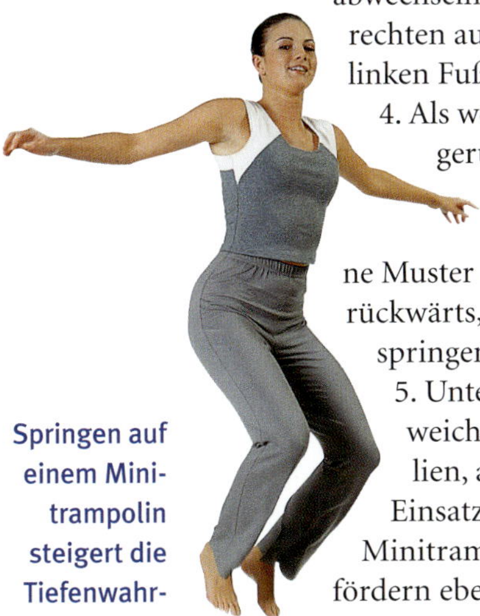

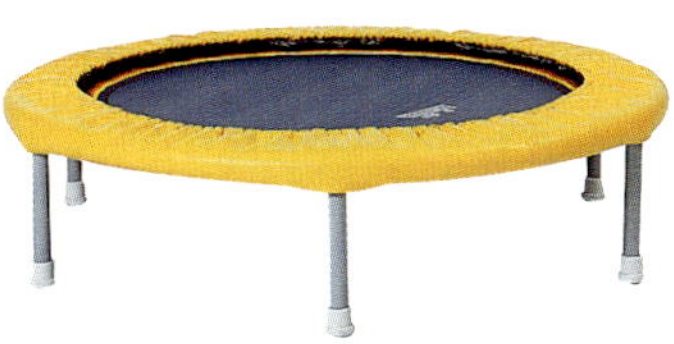

Springen auf einem Minitrampolin steigert die Tiefenwahrnehmung.

Zähneputzen auf einem Bein

Diese Alltagsübung können Sie zumindest jeden Morgen und Abend ausführen. Stehen Sie beim Zähneputzen abwechselnd auf dem linken und dem rechten Bein, und balancieren Sie dabei Ihren Körper aus.

Einen Schirm balancieren

Balancieren Sie möglichst lange einen Schirm auf einer Handfläche. An Stelle des Schirms können Sie auch einen Tennis- oder Golfschläger, einen einfachen Stab oder einen Besenstiel verwenden. Am besten ist es, diese Übung im Freien oder in einem großen (leeren) Raum durchzuführen, wo Ihnen genügend Platz zur Verfügung steht.

Ausdauertraining

Ob Sie schwimmen, Rad fahren, joggen, walken, bergwandern oder langlaufen – welchem Ausdauertraining Sie den Vorzug geben, bleibt Ihnen überlassen. Wichtig ist, darauf zu achten, dass Sie Ihren Gelenken und Ihrem Binde- und Stützgewebe nicht zu viel zumuten.

- Vermeiden Sie Trainingsbelastungen, die länger als 60 bis 70 Minuten dauern (Optimalprogramm). Als Anfänger sollten Sie sogar nicht länger als maximal

30 Minuten (Minimalprogramm) trainieren.

- Meiden Sie zu intensive Beanspruchung, indem Sie sich einerseits – am besten unter Verwendung eines Pulsmessers – an die Pulsvorgaben halten und andererseits Disziplinen mit geringeren Stoßbelastungen den Vorzug geben. Dies gilt besonders dann, wenn Sie bereits unter Gelenkbeschwerden leiden. Walken belastet die Gelenke z. B. weniger als Joggen.

Berechnung der maximalen Herzfrequenz

- Für Frauen gilt:
Puls = 226 minus Lebensalter, davon 60 Prozent;
- Für Männer gilt:
Puls = 220 minus Lebensalter, davon 60 Prozent.

Beispiel eines 40-jährigen Mannes:
220 minus 40 = 180.
60 Prozent davon = 108.
Er sollte also mit einer maximalen Pulsfrequenz von 108 laufen, walken oder Rad fahren.

Gelenkunterstützendes Ausdauertraining (ReKom-Training)

Ein regelmäßiges Regenerations- und Kompensationstraining (ReKom) empfiehlt sich für all diejenigen, die ihre Gelenke zur Gesunderhaltung optimal trainieren und belasten wollen. Darüber hinaus wirkt das ReKom-Training auf Körper und Seele generell ausgleichend. Es trägt dazu bei, die Belastungen des Alltags schnell auszugleichen und beschleunigt zudem die Erholung. Passionierte Sportler profitieren ebenfalls von der beschleunigten Erholung. Sie können bereits früher neue Trainingsreize setzen, ohne eine Schädigung des Binde- und Stützgewebes zu riskieren.

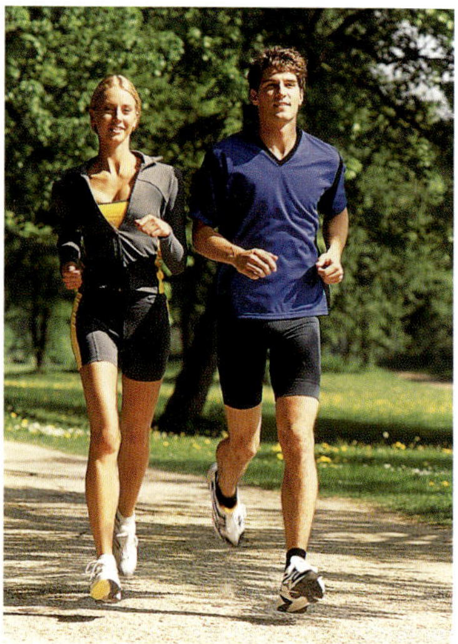
Joggen ist optimal dafür geeignet, seine Ausdauer zu steigern.

Durchführung

Laufen oder walken Sie 40 Minuten, oder fahren Sie 60 Minuten Fahrrad bei 60 Prozent der maximalen Herzfrequenz.

Trainingsanleitung für Minimalisten und Fortgeschrittene

	Minimalprogramm	Optimalprogramm
Geeignet für	Anfänger	Fortgeschrittene
Trainingshäufigkeit	2- bis 3-mal pro Woche	3- bis 4-mal pro Woche
Dauer je Training	20–30 Minuten	40–60 Minuten
Fettstoffwechsel und Regeneration	60–70 % der maximalen Herzfrequenz	60–70 % der maximalen Herzfrequenz
Leistungssteigerung	70–80 % der maximalen Herzfrequenz	70–80 % der maximalen Herzfrequenz

Die theoretische maximale Herzfrequenz bei Frauen beträgt 226 minus Lebensalter, bei Männern 220 minus Lebensalter.

Beispiel: Eine 30-jährige Frau sollte Ausdauerbelastungen mit einer maximalen Herzfrequenz von 196 betreiben (226 – 30 = 196).

Beispiel Minimalprogramm Fettstoffwechsel

Eine 30-jährige Frau möchte einerseits ihre Ausdauer verbessern und andererseits Fett verbrennen. Dafür sollte sie mit 60 Prozent (siehe Tabelle) ihrer maximalen Herzfrequenz laufen (ermittelt durch einen Pulsmesser): 226 minus 30 = 196. 60 Prozent von 196 = 117,6. Sie sollte mit einer maximalen Pulsfrequenz von 117 laufen.

Halten Sie sich relativ genau an die Pulsvorgaben. Um die angegebenen Ziele der Ausdauer und eine optimale Fettverbrennung zu erreichen, ist es wichtig, dass Sie im aeroben Bereich mit Sauerstoffüberschuss laufen, weil dann keine Milchsäure (Laktat) entsteht. Training bei zu hoher Pulszahl führt zu Sauerstoffmangel im Körper, wobei Kohlenhydrate verbrennen. Je trainierter Sie sind, desto höher ist Ihre Sauerstoffaufnahmekapazität und desto mehr Fett können Sie im aeroben Bereich bei höherer Leistung verbrennen.

Die Formeln zur Errechnung der individuellen Pulszahlen sind für den Gesundheitssportler ausreichend genau.

Eignung der Sportarten für die Gelenke

Sportart	**Effekte für die Gelenke**			**Eignung bei Arthrose**	
	Überlastungs-risiko	Verletzungs-risiko	positive Wirkung	leichte Arthrose	schwere Arthrose
Aerobic	gering	gering	gut	möglich	möglich
Badminton	mittel	mittel		weniger geeignet	ungeeignet
Ballett	hoch	mittel		ungeeignet	ungeeignet
Basketball	mittel	hoch		ungeeignet	ungeeignet
Bodybuilding	mittel	mittel		gut	gut
Bowling	gering	gering		eher nicht	ungeeignet
Boxen	mittel	hoch		ungeeignet	ungeeignet
Eislaufen	gering	mittel		möglich	ungeeignet
Eisstockschießen	gering	gering		möglich	möglich
Fechten	mittel	mittel		weniger geeignet	ungeeignet
Fußball	hoch	hoch		ungeeignet	ungeeignet
Gymnastik	mittel	mittel	gut	gut	gut
Golf	gering	gering	gut	gut	möglich
Handball	hoch	hoch		ungeeignet	ungeeignet
Inline-Skating	gering	hoch		ungeeignet	ungeeignet
Joggen	gering	hoch	gut	möglich	ungeeignet
Kegeln	gering	gering		eher nicht	ungeeignet
Klettern	gering	mittel		möglich	ungeeignet
Krafttraining	mittel	mittel		gut	gut
Leichtathletik (Laufen)	gering	mittel		möglich	ungeeignet
Leichtathletik (Werfen)	mittel	mittel		ungeeignet	ungeeignet

Sportart	Effekte für die Gelenke			Eignung bei Arthrose	
	Überlastungsrisiko	Verletzungsrisiko	positive Wirkung	leichte Arthrose	schwere Arthrose
Leichtathletik (Springen)	mittel	mittel		ungeeignet	ungeeignet
Mountainbiking	gering	hoch		weniger geeignet	ungeeignet
Radfahren	gering	gering	sehr gut	gut	gut
Rudern	mittel	mittel		möglich	ungeeignet
Reiten	gering	mittel		möglich	möglich
Segeln	gering	gering		möglich	möglich
Schwimmen	gering	gering	gut	weniger geeignet	gut
Skilaufen (alpin)	mittel	hoch		weniger geeignet	ungeeignet
Skilanglauf	gering	gering	sehr gut	gut	gut
Skateboarding	gering	hoch		weniger geeignet	ungeeignet
Skitouren	gering	mittel		möglich	ungeeignet
Squash	hoch	hoch		weniger geeignet	ungeeignet
Tennis	hoch	hoch		weniger geeignet	ungeeignet
Tanzen	gering	gering	gut	möglich	möglich
Tischtennis	mittel	gering		möglich	möglich
Volleyball	mittel	mittel		weniger geeignet	ungeeignet
Trampolinspringen	gering	hoch		möglich	ungeeignet
Turnen	mittel	mittel	gut	gut	gut
Walking	gering	gering	sehr gut	gut	gut
Wandern	gering	gering	gut	gut	gut
Windsurfen	gering	gering		möglich	ungeeignet

Zum Nachschlagen

Adressen, die weiterhelfen

Dr. med. Siegbert Tempelhof
Privatärztliche Praxis
Messerschmittring 18
86343 Königsbrunn
Tel.: 08231-609149
www.dr-tempelhof.de

Deutsche Rheuma-Liga
(Bundesverband)
Maximilianstr. 14
53111 Bonn
www.rheuma-liga.de

Deutscher Verband für
Physiotherapie
Deutzer Freiheit 72–74
50679 Köln
www.zvk.org

Deutsche Gesellschaft für
Ernährung (DGE)
Godesberger Allee 18
53175 Bonn
www.dge.de

Deutsche Arthrose-
Hilfe e.V.
Postfach 11 05 51
60040 Frankfurt
www.arthrose.de

Deutsche Schmerzhilfe e.V.
Woldsenweg 3
20249 Hamburg
www.schmerzhilfe.org

Bundesselbsthilfeverband
für Osteoporose e.V.
Kirchfeldstr. 149
40215 Düsseldorf
www.bfo-aktuell.de

Berufsverband der Fachärzte
für Orthopädie e.V.
Stiftung Akademie Deutscher
Othopäden
Kronprinzendamm 15
10711 Berlin
www.orthinform.de

NAKOS
Nationale Kontakt- und
Informationsstelle zur
Unterstützung von Selbst-
hilfegruppen
Wilmersdorfer Straße 39
10627 Berlin
www.nakos.de

Österreichische Rheumaliga
Mahlerstraße 3/2/7
A-1010 Wien
www.rheumaliga.at

Österreichische Gesellschaft
für Rheumatologie
Dr. Boehringer Gasse 5–11
A-1121 Wien
www.rheuma2000.at

Schweizerische Rheumaliga
Renggerstr. 71
CH-8038 Zürich
www.rheumaliga.ch

Internet-Adressen

Deutsche Gesellschaft für
Rheumatologie – Arbeitskreis
Arthrose
www.dgrh.de

Deutsches-Arthrose-Forum
www.deutsches-arthrose-
forum.de

Bücher, die weiterhelfen

van den Berg, F.: *Angewandte Physiologie.* Thieme Verlag, Stuttgart.

Dietl, H., Ohlenschläger, G.: *Handbuch der Orthomolekularen Therapie.* Haug/MVS-Verlage, Stuttgart.

Gottlob, A.: *Differenziertes Krafttraining.* Elsevier/Urban & Fischer-Verlag, München.

Heine, H.: *Lehrbuch der biologischen Medizin.* Hippokrates/MVS-Verlage, Stuttgart.

Hess, H.: *Biologische Medizin in der Orthopädie, Traumatologie, Rheumatologie.* Aurelia-Verlag GmbH, Baden-Baden.

Hobbs, R. et al.: *Natural Treatments for Arthritis.* Prima Health Verlag.

Hodgson Brown, E.: *Healing Joint Pain Naturally.* Broadway Books Verlag.

Lawrence, R. M., Zucker, M.: *Preventing Arthritis.* Putnam Verlag.

Leitzmann, C. et al.: *Ernährung in Prävention und Therapie.* Hippokrates/MVS-Verlage, Stuttgart

Lohmann, M.: *Therapiehandbuch Naturheilkunde.* Elsevier/Urban & Fischer-Verlag, München.

Pischinger, A.: *Das System der Grundregulation.* Haug/MVS-Verlage, Stuttgart.

Rippe, J. M.: *The Joint Prescription.* Rodale Verlag.

Schmiedel, V. et al.: *Ernährungsmedizin in der Naturheilkunde.* Elsevier/Urban & Fischer-Verlag, München.

Watzl, B., Leitzmann, C.: *Bioaktive Substanzen.* Hippokrates/MVS-Verlage, Stuttgart.

Weingart, J.R.: *Handbuch der Proliferationstherapie.* Haug/MVS-Verlage, Stuttgart.

Werbach, M. R.: *Nutriologische Medizin.* Hädecke Verlag, Weil der Stadt.

Bücher aus dem Gräfe und Unzer Verlag, München:

Bohlmann, F., Hamm, M.: *Einfach abnehmen - die Ideal-Diät.*

Elmadfa, I., Fritzsche, D.: *Die große GU Nährwert Kalorien Tabelle.*

Frohn, B.: *Anti-Aging.*

Johnen, W.: *Muskelentspannung nach Jacobson.*

Langen, D.: *Autogenes Training.*

Lockstein, C., Faust, S.: *Relax.*

Pfennighaus, D.: *Einfach entspannen.*

Schmidt, M. u. a.: *Nordic Walking.*

Tempelhof, S.: *Osteopathie.*

Trökes, A.: *Das große Yogabuch.*

Unger-Göbel, U.: *Vitamine.*

Sachregister

Impressum

Redaktionsleitung
Ulrich Ehrlenspiel
Redaktion
Barbara Fellenberg
Lektorat
Angelika Lang
Bildredaktion
Christine Majcen-Kohl
Umschlaggestaltung
independent Medien-Design
Innenlayout
Heinz Kraxenberger
Illustrationen
Medical Art Service, München
Fotos
Christophe Schneider, München
Weitere Fotos
Agentur Focus Seite 46
Corbis Seite 54, 83
GU-Archiv Seite 9 (S. Reinichs); 28 (N. Olonetzky); 44, 48, 63, 66, 86 (R. Schmitz); 62, 69, 72, 84, 105 (M. Jahreiß); 73 (B. Bonisolli); 120 (A. Hosch); Coverbilder (M. Wagenhan)
IFA Seite 11, 30, 71 (Int. Stock), 15 (E. Brunner), 57 (M. Jäger), 61 (IPS), 65 (J. Alexandre)
Jump Seite 16, 92 (M. Sandkühler), 33 (L. Lenz)
Alfred Pasieka Seite 77
Premium Seite 14 (PBY)
Stockfood Seite 29 (H. Bischof), 51 (Rosenfeld), 67 (M. Meisen)
Satz
Knipping Werbung GmbH, München
Herstellung
Petra Roth
Repro
Repro Ludwig, Zell am See
Druck
Appl, Wemding
Bindung
Sellier, Freising

Umwelthinweis
Dieses Buch wurde auf chlorfrei gebleichtem Papier gedruckt.
Um Rohstoffe zu sparen, haben wir auf Folienverpackung verzichtet.

Wichtige Hinweise

Die in diesem Buch wiedergegebene Auffassung der Autoren weicht teilweise von der allgemeinen schulmedizinischen Auffassung ab. Die gemachten Angaben entsprechen Spezialistenwissen im Rahmen der Komplementärmedizin. Medizinische Erkenntnisse sind einem ständigen Wandel unterworfen; bislang nicht bekannte Nebenwirkungen können auftreten. Bei Dosierungsangaben haben die Autoren größte Sorgfalt verwendet. Jeder Anwender muss sich vor der Einnahme von Präparaten an Hand der Beipackzettel informieren, gegebenenfalls einen Arzt konsultieren. Das Buch ersetzt nicht eine Behandlung durch einen Arzt oder anderen heilberuflich tätigen Therapeuten. Es gibt einen Überblick über mögliche Therapieformen. Über Diagnose, Therapie und Dosierung von Präparaten muss ein medizinischer Experte entscheiden.

Geschützte Warennamen (Warenzeichen) sind nicht besonders gekennzeichnet. Aus der fehlenden Angabe kann nicht geschlossen werden, dass es sich um freie Warennamen handelt.

DAS ORIGINAL · GU · MIT GARANTIE

Das Original mit Garantie

Ihre Meinung ist uns wichtig. Deshalb möchten wir Ihre Kritik, gerne aber auch Ihr Lob erfahren. Um als führender Ratgeberverlag für Sie noch besser zu werden. Darum: Schreiben Sie uns! Wir freuen uns auf Ihre Post und wünschen Ihnen viel Spaß mit Ihrem GU-Ratgeber.

Unsere Garantie: Sollte ein GU-Ratgeber einmal einen Fehler enthalten, schicken Sie uns das Buch mit einem kleinen Hinweis und der Quittung innerhalb von sechs Monaten nach dem Kauf zurück. Wir tauschen Ihnen den GU-Ratgeber gegen einen anderen zum gleichen oder einem ähnlichen Thema um.

GRÄFE UND UNZER VERLAG
Redaktion Körper & Seele
Postfach 86 03 25
81630 München
Fax: 089/4 19 81-113
E-Mail: leserservice@graefe-und-unzer.de

ISBN	3-7742-5515-6		
Auflage	5.	4.	3.
Jahr	06	05	04

GRÄFE UND UNZER

Ein Unternehmen der
GANSKE VERLAGSGRUPPE